U0195799

常见病的治疗与调养丛书

高血压的治疗与调养

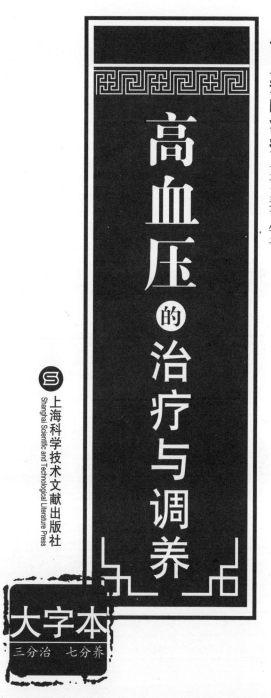

上海科学技术文献出版社

Shanghai Scientific and Technological Literature Press

大字本

三分治　七分养

图书在版编目(CIP)数据

高血压的治疗与调养 / 孙伟夫编. —上海:上海
科学技术文献出版社,2018
ISBN 978 - 7 - 5439 - 7643 - 6

Ⅰ.①高… Ⅱ.①孙… Ⅲ.①高血压 - 防治
Ⅳ.①R544.1

中国版本图书馆 CIP 数据核字(2018)第 125923 号

组稿编辑:张 树
责任编辑:苏密娅

高血压的治疗与调养

孙伟夫 编

*

上海科学技术文献出版社出版发行
(上海市长乐路 746 号 邮政编码 200040)
全 国 新 华 书 店 经 销
四川省南方印务有限公司印刷

*

开本 700×1000 1/16 印张 16 字数 320 000
2018 年 7 月第 1 版 2018 年 7 月第 1 次印刷
ISBN 978 - 7 - 5439 - 7643 - 6
定价:45.00 元
http://www.sstlp.com

目　录

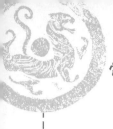

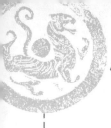

高血压诊疗　37

高血压的治疗与调养

高
血
压
的
治
疗
与
调
养

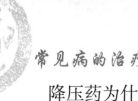

高血压的治疗与调养

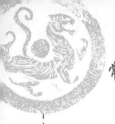

高血压患者生活宜忌　85

高
血
压
的
治
疗
与
调
养

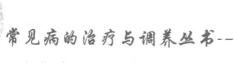

高血压的治疗与调养

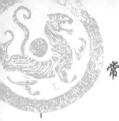

高血压患者饮食调养　141

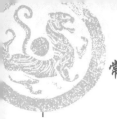

高血压的治疗与调养

高血压常识

所谓血压是指血液在血管内流动时，对血管内壁产生的侧压力，常以血压计在肱动脉上测得的数值来表示，以毫米汞柱(mmHg)或以千帕(kPa)为单位。

认识高血压

血压是怎么回事

所谓血压是指血液在血管内流动时，对血管内壁产生的侧压力，常以血压计在肱动脉上测得的数值来表示，以毫米汞柱 (mmHg) 或以千帕 (kPa) 为单位。

收缩压和舒张压是怎么回事

平时说的血压包含收缩压和舒张压这两个指标。收缩压是指心脏在收缩时，血液对血管内壁的侧压力；舒张压是指心脏在舒张时，血液对血管内壁的侧压力。医生通常以 120/80mmHg 的形式来记录血压，它表示收缩压为 120mmHg，舒张压为 80mmHg。如果按国际单位"千帕, kPa"，其换算方法为：1mmHg=0.133 kPa，那么，120/80mmHg 相当于 16/10.6 kPa。

血压都是一样的吗

人们普遍知道的是，正常血压范围应该是 90 ~ 120/

60～90mmHg，其实对于不同年龄段的人来说，血压的正常范围是有所不同的。血压除了和疾病有关外，还和人的生理状况有很大的关系。下页就是不同年龄段人的正常血压范围：

年　龄	收缩压		舒张压	
	kPa	mmHg	kPa	mmHg
成　人	12.0～18.7	90～140	8.0～12.0	60～90
新生儿	10.1	76	4.5	34
1～6月	9.3～13.3	70～100	4.0～6.0	30～45
6～12月	12～14	90～105	4.7～6.0	35～45
1～2岁	11.3～14.0	85～105	5.0～6.7	40～50
2～7岁	11.3～14.0	85～105	7.3～8.7	55～65
7～12岁	12.0～14.7	90～110	8.0～10.0	60～75

血压超过多少属于高血压

世界卫生组织提出：正常血压标准为成人的收缩压小于或等于 140 mmHg，舒张压小于或等于 90 mmHg。如果成人收缩压大于或等于 160 mmHg，舒张压大于或等于 95 mmHg，则为高血压；血压值在上述两者之间，即收缩压在 141～159 mmHg 范围内，舒张压在 91～94 mmHg 范围内，即为临界高血压。医师在诊断时，必须多次测量血压，至少有连续两次舒张压在 90 mmHg 以上才能确诊为高血压。

高血压分哪两大类

在医学上，通常将高血压分为原发性和继发性两大类。原发性高血压是以动脉血压升高，尤其是舒张压持续升高为特点的全身性、慢性血管疾病，这种类型占高血压患者总数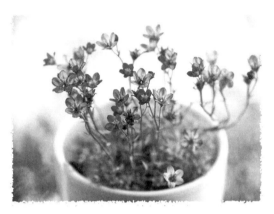的95%以上。如果血压升高是某些疾病的一种临床表现，本身有明确而独立的病因，则称为继发性高血压，又叫症状性高血压。

高血压是如何分级的

（1）轻度高血压。收缩压 140～159 mmHg，舒张压 90～99 mmHg。

（2）中度高血压。收缩压 160～179 mmHg，舒张压 100～109 mmHg。

（3）重度高血压。收缩压 ≥ 180 mmHg，舒张压 ≥ 110 mmHg。

各期高血压表现是怎样的

（1）第一期。血压达到确诊的高血压水平，临床无心、脑、肾损害现象。

高血压的治疗与调养

（2）第二期。血压达到确诊高血压水平，并有下列情况之一者：体检、X线、心电图或超声心动图检查显示左心室扩大；眼底检查，眼底动脉普遍或局部狭窄；蛋白尿或血浆肌酐浓度轻度增高。

（3）第三期。血压达到确诊高血压水平，并有下列情况之一者：脑出血或高血压脑病；心力衰竭；肾功能衰竭；眼底出血或渗出，有可能伴有视神经视盘（乳头）水肿；心绞痛；心肌梗死；脑血栓形成。

患高血压通常会出现哪些症状

当一个人患上高血压后，通常会出现头晕、头痛、烦躁、肢体麻木、注意力不集中、记忆力减退等症状。

高血压引起的头晕症状是怎样的

头晕为高血压最常见的症状，有些是短期性的，常在突然下蹲或起立时出现；有些是持续性的，患者常常因头部持续性的沉闷不适感而感到痛苦，严重者会妨碍思考、影响工作。

高血压引起的头痛症状是怎样的

头痛也是高血压常见的症状，多为持续性钝痛或搏动性胀痛，有时甚至出现剧痛。常在早晨睡醒时发生，起床活动或饭后逐渐减轻。疼痛部位多在后脑勺和太阳穴等部位。

高血压引起的烦躁、心悸、失眠症状是怎样的

高血压患者性情多较急躁、遇事敏感、易激动。心悸、失

眠等症状也比较常见，失眠多为入睡困难或早醒、睡眠不实、多噩梦、易惊醒。这与大脑皮质功能紊乱及自主神经功能失调有关。

高血压引起的注意力不集中,记忆力减退表现是什么

以上症状早期并不明显，但随着病情的发展会逐渐加重，具体表现为注意力容易分散，经常忘记近期的事情，而对过去的事却记得很清楚。

高血压引起的肢体麻木的症状是怎样的

肢体麻木常见为手指、脚趾麻木，皮肤有蚁行感，颈背肌肉紧张酸痛。一般经过治疗后可以好转，但若肢体麻木比较严重，持续时间长，而且固定出现于某一部位，并伴有四肢乏力、抽筋、跳痛时,应及时到医院就诊。

高血压出血多发生在哪个部位

高血压可导致脑动脉硬化，使血管丧失弹性、脆性增加，故容易破裂出血。其中以鼻出血为多见,其次是结膜出血、眼底出血等。

高血压会对身体造成什么样的危害

（1）左心室肥厚。由于血压长期维持在较高的水平上，在心脏负荷过大及其他体液因素的共同作用下，早期高血压患者可能发生代偿性左心室肥厚，随着病情发展，心脏会继续扩张,最后可能导致严重心律失常及心力衰竭。

（2）动脉粥样硬化。长期高血压可引发动脉粥样硬化，尤其是冠状动脉硬化。

（3）脑血管损伤。长期高血压会使小动脉硬化，易于破裂出血或痉挛，从而导致脑血栓。

（4）肾脏损害。由于肾脏入球、出球小动脉痉挛和硬化，导致肾脏缺血缺氧和肾实质纤维化。另外，高血压晚期多伴有进行性肾功能减退。

（5）视网膜功能减退。这是由于血压长期升高，使得视网膜动脉发生玻璃样变所致。

高血压会引起哪些并发症

在中国，高血压病最常见的并发症是脑血管意外，其次是高血压性心脏病、心力衰竭，再次是肾功能衰竭，较少见但最为严重的并发症是主动脉夹层动脉瘤。其特点是发病突然，而且迅速产生剧烈胸痛，并向背部或腹部放射，同时伴有主动脉分支堵塞现象，使两上肢血压及脉搏有明显差别，从颈动脉到股动脉的一侧脉搏均消失，下肢甚至会发生暂时性瘫痪或偏瘫。少数患者发生主动脉瓣关闭不全，未受堵塞的动脉血压升高，动脉瘤可破裂入心包或胸膜腔而导致迅速死亡。胸部X线检查可见主动脉明显增宽；超声心动图计算机化X线或磁共振断层显像检查可直接显示主动脉的夹层或范围，甚至可发现破口。高血压还可引起下肢动脉粥样硬化，可造成下肢疼痛、跛行等现象。

什么是高血压危象

高血压危象是一种临床综合征，主要是由于交感神经功能亢进、儿茶酚胺分泌过多引起小动脉短暂而强烈地痉挛，外周血管阻力骤然升高，导致短期内血压急剧上升所致。发病主要表现为血压突然升高，并以收缩压升高为主，同时伴有头痛、眩晕、烦躁、面色苍白、口干、心悸、耳鸣、多汗、恶心、呕吐、视力模糊或暂时失明、尿频、尿急等症状，严重者可出现心绞痛、脑水肿或肾功能障碍。上述症状一般持续时间较短。高血压危象可发生于任何类型的高血压，患者收缩压大多超过 200 mmHg，舒张压大多超过 130 mmHg。

高血压危象会造成哪些严重后果

高血压危象的病死率极高，过去因缺乏治疗高血压的有效药物，1 年病死率为 90%，5 年病死率为 99%，随着医学的进步，更为有效的治疗手段大大降低了病死率，但 1 年病死率仍达 25%，5 年病死率仍达 50%。出现高血压危象的患者主要死于高血压心脏病、急性心力衰竭或急性肾衰竭。一旦出现高血压危象，在治疗上必须采取快速降压的手段，在最短的时间内将舒张压控制在 110 mmHg 以下。

诱发高血压危象的因素较多，如精神刺激、情绪骤变、过度劳累、气候变化、内分泌失调等。

老年高血压有什么特点

如果患者年龄在 60 岁以上，且收缩压 > 160 mmHg 或舒张压 > 95 mmHg，则可归为老年高血压。老年高血压患者中，一部分是由成年高血压延续而来；另一部分是因动脉粥样硬化，血管弹性减退，收缩压升高而来。老年高血压具有以下特点：

（1）老年人高血压患者血压波动比较大，尤其是收缩压。这主要是由老年患者血管压力感受器敏感性减退所造成的。

（2）老年人高血压易受体位变动的影响，直立性低血压的发生率较高，特别是在应用抗高血压药物进行治疗时更易发生，这也是受到压力感受器敏感性减退的影响。

（3）老年人容易出现假性高血压现象，这类高血压患者对抗高血压药物的耐受性较差，更易导致严重的不良反应和并发症。

（4）老年人高血压以收缩压升高为主，对心脏危害性更大，更易发生心力衰竭和脑卒中。

（5）老年人 β 受体的反应性降低，因此对 β 受体阻滞剂的耐受性更好，但依然有引起心动过缓和充血性心力衰竭的危险。

（6）老年人的血容量有所减少，而且对交感神经抑制敏感，这与老年人心血管反射损伤有关。

（7）老年人神经系统功能较低，容易在接受药物治疗时发生抑郁症。

青春期高血压有什么特点

青春期高血压一般是青少年发育过程中的暂时现象。大多数患青春期高血压的青少年体格发育都较好，各器官功能也大多正常。平时无明显的症状表现，只有在运动量过大或过度疲劳时才表现有轻微的头晕、乏力等症状。主要特点为收缩压明显增高，可达 140～150mmHg，而舒张压多在正常范围内。

为什么对青春期高血压不可掉以轻心

青春期轻度高血压虽然在相当长的时间内无任何自觉症状，但它却能逐渐对血管、心脏、肾脏和大脑造成损害。不少患者会在没有任何不适的情况下突然发生血管破裂、堵塞或心脏病突发，甚至可能导致猝死。人到中年时，在高度紧张的情况下，有青春期高血压病史的患者，其致命性心脏病突发率要比正常人高 2 倍以上。因此，对青春期高血压绝对不能掉以轻心。

由于青春期高血压的发生是暂时性的，过了青春期，心血管系统发育迅速趋于平衡，血压就会恢复正常。因此一般不主张过早应用降压药物，但必须通过建立良好健康的生活方式来达到使血压恢复正常的目的。

促使血压升高的诸多因素

血压增高会由哪些因素引起

目前,医学界对高血压的病因和原理还没有统一的定论,但一般认为,高血压与以下几个因素有关:

(1)年龄。40岁以上的中老年人患高血压的人数增多,比40岁以下的人高3.5倍。

(2)职业与环境。凡注意力高度集中、过度紧张的脑力劳动者,或工作环境中存在强烈的刺激性因素者均易患高血压。

(3)遗传。统计发现高血压患者中50%有家族史,因此可以认为其与遗传因素有关。

(4)食盐过多。每日食盐摄入量大于5克比每日食盐摄入量少于5克者患高血压的比例高。

(5)肥胖。超重者高血压发病率比正常人高2~6倍。

(6)吸烟。实验证明,香烟中的尼古丁会对血管内壁造成损伤,可导致血管硬化,引发高血压。

(7)血压是心脏射血与外周阻力相互作用的结果,两者互相依赖,维持血压平衡。如果某种因素破坏了这种平衡,就会发生高血压。

引起青春期高血压的原因是什么

　　引起青春期高血压的主要原因，是由于在青春发育期时，身体各器官系统迅速发育，心脏收缩力大大提高，但血管发育却往往滞后于心脏，从而导致血压升高。另外，在青春发育期，内分泌腺迅速发育，激素分泌增多，神经系统兴奋性提高，自主神经调节功能不平衡，也会出现血压升高的现象。此外，青少年在就业、考试等特定的环境下，由于精神高度紧张，使大脑皮质功能紊乱，皮质下血管舒缩中枢失去正常调节功能，引起小动脉紧张性增强，外周循环阻力增加，这也会使血压升高。

形成老年高血压的原因有哪些

　　老年人患高血压主要有以下因素：
　　（1）由于味觉功能减退，老年人一般喜欢吃含盐高的食物，从而引起高血压。
　　（2）老年人易发生腹部脂肪堆积和向心性肥胖，这是形成高血压的原因之一。
　　（3）老年人容易产生胰岛素抵抗，并易患继发性高胰岛素血症，从而导致高血压
　　（4）老年人的交感神经活性高，血中肾上腺素水平较高，但不易排出，从而容易导致高血压。
　　（5）老年人血管弹性降低，血管内膜增厚，常伴有动脉粥

样硬化,这是导致老年人收缩期高血压的主要原因。

(6)老年人肾脏排钠能力降低,过多的钠水在肾脏潴留,容易导致高血压。

性别因素是怎样引起女性患高血压的

由于生理方面的原因,女性患高血压受到月经、生育等性别因素的影响:

(1)月经因素。医学研究表明,初潮年龄越早,患高血压的危险性就越大。由于肥胖者一般初潮较早,所以肥胖者易患高血压。

(2)生育因素。生育次数多的妇女要比生育次数少的妇女患高血压的风险性高;而且初产年龄越小,发生高血压的风险性也就越大。

(3)其他因素。育龄妇女服用避孕药可能引起血压升高。服用复方雌孕激素避孕药2年以上的妇女,患高血压的概率比不服药者高2.6～5倍。一般认为,有糖尿病、高脂血症、高血压家族史的妇女,服用避孕药后更易出现高血压。因此,一旦发现血压升高应立即停服避孕药,改用其他避孕方法。

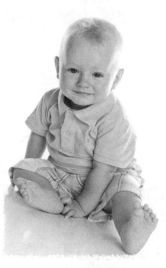

儿童患高血压的原因是什么

儿童原发性高血压的发生原因主要有以下几点:

（1）遗传因素。一般来讲，如果父母双方或一方患有高血压，孩子患高血压的概率也较大。

（2）生长发育因素。处于生长发育期的儿童营养需求量大，血液循环加快，会导致暂时性血压升高。

（3）肥胖。肥胖儿童的代谢较快，迫使心脏加大供血量以满足身体需求，久而久之，容易出现高血压。

（4）高盐饮食。儿童多不注意健康饮食，容易使体内盐分过多，从而增加了循环血量，时间一长就容易出现高血压。

（5）噪声。噪声容易使孩子心情烦躁，情绪激动，从而使血流加快，血压升高。

情绪激动对血压可产生怎样的影响

情绪属于高级神经活动，人在情绪激动时，在大脑皮质的影响下，可兴奋神经中枢和血管中枢，使交感神经、肾上腺系统的活动明显增强。此时，不仅交感神经末梢所释放的神经递质增多，由肾上腺髓质分泌到血液的肾上腺素量也大大增加。在交感神经和肾上腺素的共同作用下，一方面，心脏收缩加强、加快，心输出量增多；另一方面，身体大部分区域的小血管收缩，外周阻力增大，进而导致血压升高。

季节和气候会对血压可产生怎样的影响

季节会影响血压的变动，老年人的血压受季节影响最大。一般来说，夏季血压会稍有降低，冬季血压明显升高，冬季血压通常要比夏季高 12.0/6.0mmHg。这主要是由于气温的影响,导致夏季皮肤血管扩张,冬季皮肤血管收缩。气温每降低 1℃,收缩压升高 1.3mmHg,舒张压升高 0.6mmHg。冬天温度下降,人体内的肾上腺素水平上升,体表血管收缩以减少热量的散发;同时肾上腺素又能使心率加快,心输出量增加,这样就会导致血压的升高。夏天外界环境炎热,体表血管舒张,阻力下降,血流增加,再加上夏天易出汗、血容量下降等原因,使得血压下降。因此,在冬季,高血压患者更要注意保健和防护,以防因寒冷刺激导致血压急剧上升而发生脑卒中等并发症。

遗传因素和高血压有怎样的关系

(1)双亲血压均正常者,其子女患高血压的概率是 3%;父母一方患高血压者,子其女患高血压的概率是 28%;而双亲均为高血压者,其子女患高血压的概率是 45%。

(2)高血压患者的亲生子女和养子女的生活环境虽然相同,但亲生子女较易患高血压。

(3)孪生子女一方患高血压,另一方也易患高血压。

(4)同一地区不同种族的高血压患病概率不同。

(5)高血压产妇产下的新生儿要比正常产妇产下的新生儿血压高。

(6)嗜盐、肥胖等与高血压发病有关的因素也与遗传有关。

高血压和哪些职业有关系

高血压发病率明显与职业有关。长期从事必须高度集中注意力的工作、长期精神紧张、长期受到噪声刺激的人，容易患高血压，如在驾驶员、会计等人群中高血压发病率普遍较高。精神源学说认为，在外因的刺激下，患者出现较长期或反复较明显的精神紧张、焦虑、烦躁等情绪变化时，大脑皮质兴奋抑制平衡失调，导致交感神经末梢释放儿茶酚胺增加（主要是去甲肾上腺素和肾上腺素），从而使小动脉收缩，周围血管阻力上升，导致血压增高。所以，高血压患者在药物治疗的同时，还必须强调生理及心理上的调整和休息。约60％的高血压患者在脱离紧张的工作环境2周后，血压可下降10％以上。

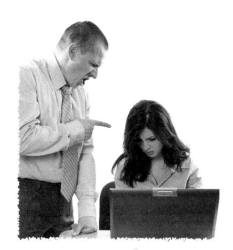

肥胖和高血压有着怎样的关系

高血压与肥胖密切相关。肥胖儿童更容易出现血压波动，肥胖青少年出现高血压症状的比率也较高；在20～30岁之间的肥胖者，高血压的发生率要比同年龄而体重正常者高1倍；40～50岁的肥胖者，高血压的发生率要比非肥胖者高50％。有人发现，身体超重的程度与高血压的发生也有关系：体重越重，患高血压的危险性也就越大。一个中度肥胖的人，发生高血压的概率是轻度肥胖者的 2 倍多。

肥胖者为什么容易患高血压

肥胖者容易患高血压的原因主要有下面几个方面：

（1）肥胖者的血液总容量增高，心脏的输出量增多，每分钟排入血管的血量增加，这是造成肥胖者易于合并高血压的重要原因。

（2）肥胖者进食量较大，他们血液中的胰岛素水平常高于体重正常者，暴饮暴食的习惯和高胰岛素血症会刺激交感神经，使血管收缩，从而增大了血管的外周阻力，造成血压升高。高胰岛素血症使肾脏对钠的回收增多，增加了血液容量，也可使血压升高。

（3）与体重正常的高血压患者相比，肥胖高血压患者还容易合并脂质异常症和糖尿病，加之肥胖者的体力活动相对较少，所以发生动脉硬化的危险大大提高；变硬的血管难以随着血液的排入而扩张，又导致血压进一步升高。

有些血压正常的肥胖者应注意什么

尽管肥胖可以引起高血压，但有不少肥胖者的血压却是正常的，这可能与机体本身的代偿能力有关。当然，这种代偿能力也是有限的，一旦机体失去代偿能力，则必然会发生高血压。因此，减轻体重是防止高血压发生的有效措施；对于已经患上高血压的肥胖者来说，经治疗使体重下降后，高血压症状也可得到一定程度的缓解。

高血压的预防常识

人们对高血压的认识常会陷入哪些误区

（1）认为高血压是单纯的个人问题，与环境无关。事实上，高血压与生活方式密切相关，吸烟、饮酒、偏食、暴饮暴食、作息习惯不良、心理阴暗和情绪抑郁等，都容易引起高血压。生活习惯的养成有着根深蒂固的家族性和社会性，家庭的生活方式、家庭氛围，以及社会环境，都是个人不可摆脱的习惯养成因素。比如，如果父母暴饮暴食、不爱运动，孩子也很可能如此；如果某地菜肴口味偏咸，当地的大部分人肯定难以改掉高盐饮食的习惯。因此，预防和治疗高血压，并不是仅仅靠患者个人的努力就可以做到的，还需要家人朋友乃至整个社会的配合。

（2）认为高血压病是老年病和富人病。事实上，很多高血压患者的病症是从青少年时期开始的，疾病经过一个很长的潜伏期，到了中年以后才逐渐表现出症状。因此，高血压病绝不是老年病，而是与一个人从小形成的饮食起居习惯密切相关。另外，高血压病也不是富人病，如果平时饮食不当、工作操劳、心情抑郁，任何人都可能患上高血压。

（3）不重视高血压病。有的人已经得了高血压却不加控制、不加防范，最终导致心、脑、肾等器官的严重损害，发展成缺血性心力衰竭或肾功能不全，甚至突然死于脑卒中（中风）和急性心血管意外。调查研究表明，高血压病可使患者寿命缩短 20 年，病情发展到脑卒中的平均时间为 13～14 年，发展到冠心病的平均时间为 5～10 年，而如果采取有效的降压措施，则可以有效减缓病情的发展速度。

当出现呕吐、头痛症状时为什么应及时就医

许多人经常感到后脑疼痛，且伴有呕吐现象，很多时候，这种症状持续一两天就会消失，因此，多数人并不把它当成一回事，更不会因此去检查和治疗。即使这种状况频繁发生，也有很多人认为这是疲劳所致。殊不知，对这种症状熟视无睹会错过治疗的最佳时机，甚至会导致严重的后果。为此，医学专家提醒人们，当感到后脑部疼痛，并伴有恶心、呕吐等症状，很可能是高血压的前兆，患者应及时去医院就诊。如果耽误了治疗，患者很可能在几年后出现血压急剧上升的趋势，最终发展成恶性高血压。到那时，不但治疗困难，还容易引起一系列并发症，直接威胁健康和生命。

出现耳鸣现象时为什么要尽早就医

耳鸣通常可分为感音性耳鸣和传音性耳鸣。感音性耳鸣是因感觉声音的内耳或者从内耳到大脑的听觉中枢的通路上出现异常而产生的。传音性耳鸣则是由外耳和中耳把外部

的声音传入内耳的通道出现故障而引起的。

引起耳鸣的原因除中耳炎等直接原因外，还有神经性因素，或是由于疲劳过度、酗酒、睡眠不足等打乱了身体正常的生物钟而引起的；此外，也可能是因高血压引起血液从脑部毛细血管向外渗出产生脑压升高所致。如果出现高血压病引起的耳鸣，而又没有得到及时医治，后果将不堪设想。因此，当出现耳鸣现象时，要及早就医明确原因；如果高血压患者出现耳鸣，则更应引起注意。

贫血者是否也会患高血压

对于高血压，在人群中普遍存在一种错误的认识，即"贫血就不会患高血压"。其实，贫血和高血压是完全不同的两个概念，两者没有任何直接关联。贫血是指外周血中的血红蛋白量低于正常值的下限，一般血红蛋白浓度的降低都伴有红细胞数量或血细胞比容的减少；而高血压则以动脉血压升高为特点，可伴有动脉、心、脑、肾等重要器官的病理损害。由此可见，两者的概念及诊断标准完全不同。由于高血压和贫血之间没有直接关系，是两种完全不同的疾病，因此在一个患者身上同时发生是完全可能的，比如很多尿毒症患者都同时表现出高血压和贫血的症状。因此，贫血患者也应定期检测血压，以便早期发现高血压，积极治疗，防止由高血压引起的心、脑、肾等脏器损害。

儿童如何预防患高血压

（1）关注重点人群。遗传因素是诱发儿童高血压症的首要因素，因此，如果父母患有高血压，孩子更应注意养成良好的生活习惯，并应定期进行体格检查。

（2）保证规律的作息时间。保证充足的睡眠是防范高血压的有效手段，因此，要帮助孩子养成规律的作息习惯，不要让孩子熬夜学习或长时间看电视。

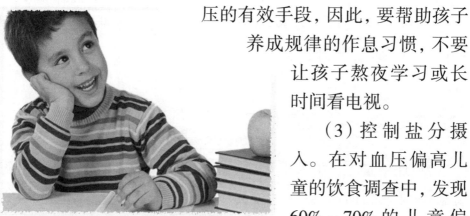

（3）控制盐分摄入。在对血压偏高儿童的饮食调查中，发现60%～70%的儿童偏爱高盐食物。因此，为了避免孩子高血压的倾向，应从小培养孩子饮食清淡的好习惯。成人每日食盐摄入量应低于6克，儿童则应低于2克；另外，选择富含钙、钾元素的饮食，也有助于降低血压。

（4）避免肥胖。由于身体代谢的需要，肥胖儿童的心脏输出量及血容量均比一般儿童高，久而久之就会造成血压升高和心脏肥大。研究表明，超过标准体重15%的儿童即有患高血压的风险。因此，控制儿童的饮食，鼓励孩子多吃蔬菜、水果、粗粮，少吃高糖、高脂肪食物，并加强锻炼，是避免肥胖，防止儿童高血压的有效手段。

（5）定期体检。定期体检，特别是测量血压，是对病症早发现、早治疗的重要手段。如果发现孩子的血压超过正常标

高血压的治疗与调养

准，要及时带其到正规医院就诊，向医师咨询治疗和保健的方法，切不可滥用降压药物。

青少年冥想为什么也能预防高血压

研究显示，每天 20 分钟的冥想可以降低中学生的血压，并有可能降低他们在老年时患心血管疾病的风险。医学专家曾将 73 名血压正常的学生分成两组，要求其中一组学生每天进行一次 20 分钟的冥想，而对另一组学生实行定量饮食，并要求他们进行 20 分钟的体育锻炼。3 个月后，医学家发现，进行冥想的学生的心脏收缩压平均降低了 2~3 mmHg，而没有进行冥想，只通过饮食和锻炼来降低血压的学生，其心脏收缩压则上升了 1~4 mmHg。因此，在青少年时期通过冥想进行血压调整有着积极的意义，能够使其在成年后患脑卒中（中风）或其他心脏疾病的概率降低 13%，对促进健康和提高生活质量大有裨益。

采取药物避孕的女性应如何预防高血压

药物避孕也容易引起高血压。在我国，口服避孕药的妇女较多，对此类人群应进行重点监测，发现有血压升高者，及时终止服药，改用其他避孕措施就可有效防止高血压的发生。预防办法应先询问病史，发现有上述问题者，立即停服避孕药；其次进行体格检查，服药前必须进行血压、体重、乳房及肝肾和妇科检查，作为服药前的对照水平，如发现不能口服避孕药者则不用，并应注意定期测量血压。一般第 1 年每

3 个月检查血压 1 次,此后每半年检查 1 次。

高血压患者在什么情况下必须入院治疗

　　大多数高血压患者都无须住院,只要定期检查身体、坚持服药即可,但在下列情况下,患者还是住院治疗为宜:

　　(1)Ⅱ、Ⅲ期高血压患者,出现其他脏器受损的症状或并发症,需要住院接受详细检查,以便了解内脏受损程度,观察并发症病情,并接受系统治疗。

　　(2)凡诊断不够明确,需要入院接受检查的高血压患者。

　　(3)经药物治疗后,血压仍然居高不下,而且患者自感不适症状更加明显,此时便需要住院观察并进一步用药。

　　(4)原发病病情恶化的继发性高血压患者或需要接受外科手术的患者。

　　(5)如果高血压引起严重并发症,如高血压合并急性左心衰竭、脑血管意外等,都要及时送医抢救、治疗和监护。

　　(6)高血压急症,包括急进型恶性高血压、高血压脑病等,也要立即入院抢救。

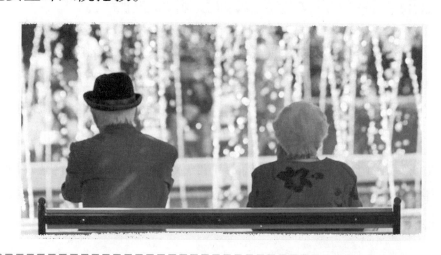

必须说明的是,以上6条只是总结出的一些规律,患者是否要住院治疗,主要是由医师根据患者的病情来决定,但作为患者,应了解相关常识,做到心中有数。

护理老年高血压患者应注意哪些事项

在对老年高血压患者进行家庭护理时,要注意如下几种情况:

(1)注意早晨血压急剧升高的现象。

(2)注意季节、气候、情绪及体力负荷强弱的变化。

(3)在降压过程中,要注意体位性低血压现象。特别是在老年患者卧位起床或站立时,更要加强监护,防止血压突然降低而引发危险。

患者出现高血压危象时应该怎么办

医学上所谓的高血压危象,是指高血压患者因情绪激动等因素,在短时间内血压急剧升高到 200/120mmHg 以上,导致病情急剧恶化的急性损害危急症候。此时,患者通常会出现视力模糊、全身无力等症状,严重者还可能抽搐、昏迷。

患者一旦出现上述症状,家属千万不能惊慌失措,应立即采取措施。先让患者卧床休息,抬高头部,取半卧位,尽量避光;如果患者神志清醒,可立即服用硝苯地平(心痛定)、拉贝洛尔(降压乐)等速效降压药物,不得服用氨茶碱、麻黄碱等兴奋剂类药物;同时呼叫救护车。在去医院的路上,行车要尽量平稳,以免因过度颠簸而引发脑出血。

高血压患者应预防的各种并发症

在哪些时间段内容易发生高血压严重并发症

（1）清晨 6：00 ~ 9：00。

诱发原因：刚刚起床时，人体的元气尚未完全恢复，血流缓慢，血压较低。此时体内缺乏水分，致使血液浓缩、血黏度增强，因而容易形成血栓，在这种情况下，高血压患者易发生出血性脑卒中（中风）。

对策：在睡前和起床后适当饮用温沸水和牛奶，可以有效预防血栓形成，降低发病危险。

（2）餐后 1 小时。

诱发原因：进餐会改变体内血流和血压状态，如果就餐方式不当，容易使血压产生明显波动，下降幅度可达 20 ~ 30 mmHg。这会导致血流减缓、血管瘀血，进而发生心绞痛、心肌梗死等并发症。

对策：在就餐时，高血压患者要避免暴饮暴食和不良情绪；饭后不要立即进行激烈运动。

（3）气温骤降时。

诱发原因：当机体受到寒冷刺激时，体内肾上腺素分泌增多,从而使血管收缩,引起血压明显上升。高血压患者对环境温度变化的适应能力较差,易在此时发生脑卒中等并发症。

对策:在冬春季节,高血压患者要注意防寒保暖,帮助身体顺利度过适应期。

突发性脑血管疾病发生前会有哪些前兆

脑血管疾病是高血压最常见的并发症,以下情况都是这种并发症的前兆症状,应引起高血压患者的关注和重视。

(1)短时间内语言困难或偏身无力。这种情况总是突然出现,时间长短不一,一般都会自行恢复。这是一种前脑缺血的征兆,可能导致半身不遂,高血压患者切不可忽视。

(2)突发性剧烈头痛。老年高血压患者如突然剧烈头痛,并伴有呕吐,即使这些症状可在短时间内迅速消失,也决不可等闲视之,应立即检查是否有血压骤升现象。这种现象会导致脑组织缺血,严重时会引起脑血管破裂。

(3)眩晕。这种眩晕和普通头晕有些类似,发作时视外界景物有天旋地转之感,还可能伴有耳鸣;如果发作时出现视物重影、说话时舌根发硬等症状,更要引起患者或护理人员的警惕。

(4)半身麻木。中老年高血压患者如经常出现半身发麻现象,则应考虑脑内小血管是否出现病变,如麻木同时伴有一侧上下肢乏力,则更应引起注意。

(5)突发性记忆力减退。有些中老年高血压患者会突然之间忘记过去几年的旧事,但其他感觉正常,头脑也很清醒,几小时后又能突然回想起忘记的事情。这通常是急性脑血管病发作的先兆，遇到这种情况，必须迅速采取有效的治疗措施，避免导致严重的后果。

出现哪些先兆时要预防脑卒中（中风）的发生

脑卒中（中风）是一种严重的心脑血管疾病，发病时突然头痛、眩晕，短时间内可失去知觉，还可能导致半身不遂或瘫痪，严重者甚至死亡。研究表明，高血压对血管的损害及脑血管本身的特点使得高血压患者发生脑卒中的概率很高。因此，高血压患者应注意预防脑卒中，掌握一定的高血压预防常识。一般情况下，如果患者出现以下症状，则有发生脑卒中的危险，患者及家人应密切注意病情发展，及时就医，以防发生意外。

（1）血压波动过大。在没有特殊诱因或降压药物剂量没有变化的情况下，血压如果出现大幅波动，往往是脑卒中的先期表现。

（2）活动或感觉功能异常。肢体活动迟钝、手部颤抖、口角歪斜、伸舌头时不灵活、口齿不清、单侧肢体麻木，这些异常表现通常都是脑卒中的先兆症状，必须引起患者或护理人员的高度重视。

（3）短暂性脑缺血。其症状为短暂意识丧失、语言障碍、恶心呕吐、走路经常跌倒等。这些症状发作时间并不固定，持续时间一般不超过 24 小时，但会在接下来的几周里反复发作，约 1/3 的患者可发展为脑梗死。

这些症状都是脑卒中发作的先兆，高血压患者千万不可忽视,否则一旦出现意外,后果不堪设想。

高血压患者如何提防心肌梗死

高血压与心肌梗死关系密切。据统计,约 14% 的高血压患者同时患有心肌梗死,其中男性的发病率要高于女性。男性患者心肌梗死的发病率要比血压正常者高 2~4 倍,这足以说明高血压是引起冠心病、心肌梗死的主要原因。

心肌梗死发作时,患者主要出现剧烈胸痛、出冷汗、脸色苍白、手脚发凉、血压下降等症状。但也有一些人发作时的症状并不明显,不过千万不要因此认为自己病情较轻;相反,这是埋伏在患者体内的定时炸弹,发作起来更为凶险,务必要引起高度重视。高血压患者在预防心肌梗死时,应做到以下几点:

(1)坚持服药。患者应在医师的监督和指导下,对症用药,并坚持服用,不要服两天停三天。

(2)定期检查。高血压患者每年至少应作 1~2 次常规心电图检查,必要时要作动态心电图检查,以便及时发现冠心病。另外,患者家中最好备有血压计,经常测量血压,随时掌握血压变化情况。

(3)加强心肌梗死的二级预防。如果患者已经患上了高血压、冠心病,应采取综合性预防措施。除了积极治疗之外,还要做到作息规律,劳逸结合。要保持良好的心态,避免情绪波动。

高血压患者如何预防发生尿毒症

大量研究表明，高血压与尿毒症的关系十分密切，有15%的高血压患者会发展为尿毒症；血压越高，发展为尿毒症的概率也就越大。因此，高血压患者应严密监测血压，预防尿毒症。一般说来，应注意以下几个方面：

（1）严密监测肾功能。尿毒症主要是由于肾功能受到损

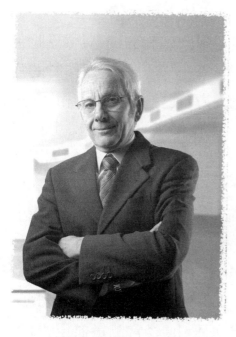

害而引发的，因此，患者一方面要降低血压，从而降低对肾功能的损害；另一方面，必须配合医师严密监控肾功能。具体做法如下：定期检查肾功能，平均每两个月检查 1 次；严密观察是否有尿毒症的早期症状，如四肢无力、腰酸腿软、食欲不振、面色萎黄、眼睑苍白等，如出现上述症状，应及时检查肾功能；凡是内生肌酐清除率降低，或血肌酐、尿素氮升高

的患者，应按尿毒症早期治疗方案进行治疗。

（2）合理选择降血压药物和治疗方案。目前市场上治疗高血压的"灵丹妙药"数不胜数，针对症状也各不相同，患者应在医师的指导下科学用药。高血压患者应首选无肾毒性的降压药物，在选用西药降压的同时，应配以补肝益肾的中药进行调理，便可以在维持血压稳定的同时保护肾功能。

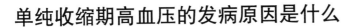

单纯收缩期高血压的发病原因是什么

什么是单纯型收缩压

高血压患者并不是收缩压和舒张压都会高于正常水平，有时会以其中任何一个升高为主，这种现象就称为单纯收缩（舒张）压升高。

引起单纯性收缩压的原因是什么

收缩压受环境因素和测量者心情影响较大，如测量者情绪紧张、激动、愤怒或周围环境温度过热或过冷都会影响收缩压的测量结果。此外，收缩压增高及脉压增加也是大动脉僵硬度增加的结果。在正常情况下，大动脉可以缓冲左心室射血产生的流量波动和压力波动。动脉扩张性降低的主要表现是动脉僵硬性增加，因为压力波动发生在距主动脉较近的部位，加大了主动脉和心室收缩期压力，降低了舒张期压力，因此大动脉缓冲功能的降低会导致收缩压水平升高，舒张压水平降低，脉压差增大。大动脉弹性降低、僵硬度增加、顺应性下降及扩张性减弱，都是高血压病的早期功能改变。

收缩压上升可引发什么疾病

我国高血压患者总数已超过了 1 亿人，其中老年人高血压患者占 60%～70%。收缩期高血压是老年患者中最常见的一种类型，很容易引发脑血管疾病。近几年的临床试验也表明，收缩血压的上升与心脑血管疾病有着更为密切的关系。

目前，医学界对脉压的研究还不够充分，但收缩压的降

高血压的治疗与调养

低及脉压的改善对于高血压病情控制的重要意义已经得到普遍认同和重视。

老年人为什么必须重视单纯收缩期高血压

老年单纯收缩期高血压是指 60 岁以上老年人收缩压大于 140 mmHg，而舒张压则在 90 mmHg 以下。由于收缩压增高而舒张压不高，故而脉压随之增大 (差值超过 50 ~ 60 mmHg)，是这一类型高血压病的一大特点。许多老年人将这种血压状况看做是由于年龄增长而出现的一种自然现象，从而疏于防治。殊不知，单纯收缩期高血压是引起急性脑血管病或心血管病的重要原因之一。

当前医学界普遍认为，单纯收缩期高血压是严重威胁老年人健康和生命安全的一个大问题。首先，单纯收缩期高血压和伴随的脉压增大，可反映动脉血管壁弹性降低和僵硬度增高。其次，单纯收缩压的升高和脉压的增大可对患者健康产生极大危害，不但会增加心脏的负荷与作功，增加心肌耗氧量，导致心肌肥厚和心血管病，还可能对动脉管壁的结构和功能产生不利影响，促进动脉粥样硬化的发生发展，并易在诱因作用下形成粥样硬化斑块破裂出血，进而导致血栓形成和栓塞发生。总的来说，单纯收缩期高血压及其脉压的增大，要比单纯舒张压升高对老年人的影响更为不利。

因此，老年人遇到上述情况时，务必在医师指导下进行有效治疗，使收缩压低于 140 mmHg，脉压小于 50 mmHg，以降低心脑血管疾病发作的危险。

女性高血压患者如何预防妊娠高血压综合征

妊娠高血压综合征的症状是什么

妊娠高血压综合征多发于妊娠 24 周及产后 2 周,主要临床表现为高血压、水肿、蛋白尿,严重时会出现抽风、昏迷而危及母子安全,因此要积极进行预防。

怎样防止妊娠高血压综合征

预防妊娠高血压综合征的发生,关键在于做好孕期保健工作,特别是要密切关注怀孕期间的血压状况。每次产前检查除测量血压外,还应测量体重,并检查尿内是否有蛋白;有妊娠高血压综合征家族史,或患有慢性持续性高血压,及有肾脏损害的孕妇更应注意。

临床实践证明,阿司匹林可有效降低妊娠高血压综合征的发病概率,在妊娠中期和末期每日口服阿司匹林 50～150 毫克,可使孕妇患妊娠高血压综合征的风险性减少 65%。但阿司匹林会对胎儿造成影响,如服用不当,可能引起胎儿畸形。因此,需要服用阿司匹林控制妊娠高血压综合征的妇女必须咨询医师,遵照医嘱用药。

高血压患者在哪些情况下必须注意自我防护

(1)极端情绪。愤怒、惊恐、悲伤,以及极度喜悦和兴奋等极端情绪均易导致血压急剧升高,给心脑血管造成极大负担,甚至引起并发症。因此,高血压患者要学会控制和调节情

高血压的治疗与调养

绪,避免过激情绪,以保证自己的健康。

（2）沐浴洗澡。有很多突发心脑血管疾病的意外都发生于沐浴洗澡时,这是因为热水或冷水的刺激容易导致血流和血压波动,对于血管舒缩功能较差的高血压患者来说,无疑非常危险。为了避免心脑血管意外的发生,高血压患者在沐浴洗澡时要注意水温,水温不能太低或太高,也不宜长时间洗浴。

（3）排便不畅。用力排便会使全身肌肉和血管收缩,导致颅内血管血液充盈、压力加剧,容易发生脑出血。因此,高血压患者在排便时最好选择坐位,以减轻腹压;如果经常便秘,宜接受相应的治疗。

（4）吸烟饮酒。烟酒可直接刺激人体的中枢神经,引起心率加快、血压升高,对于高血压患者十分不利,是导致脑卒中（中风）的一大原因。因此,为了自身健康,高血压患者有必要戒烟戒酒。

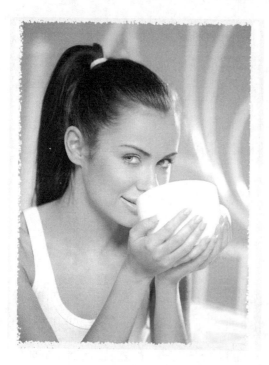

（5）进行性生活。性生活会使身体和精神同时处于亢奋状态,使得心跳加快、血压骤升。因此,在进行性生活的时候,高血压患者一定要注意自己的身体状况,一旦出现不适,应立即停止。另外,要绝对避免纵欲过度。

高血压患者为什么要警惕鼻出血

急性鼻出血是高血压患者的常见并发症之一。鼻出血时只要冷静地采取正确的方法止血，一般并无大碍。但如果高血压患者鼻子经常性或大量出血，一定不能忽视，要在止血后去医院进行眼底和尿液检查，以明确是否有眼底出血或肾脏出血的状况。如果有以上状况，则患者在半年内有可能发生脑出血，要给予密切关注，并遵医嘱进行调养和治疗，以避免导致严重后果。

另外，如果采取堵塞鼻孔、冷敷额头等方法止血 10 分钟后仍不见效，且血液大量涌入喉咙，则需要及时到耳鼻喉科就诊。

高血压患者为什么要密切注意血压波动

人的血压会在睡眠时下降，早晨醒来后升高。一般来说，收缩压在一日之中有 20 ～ 40mmHg 的波动属于正常。此外，血压在一天中的变化还与人的血压高低有关，血压越高，波动范围越小，轻症患者的血压波动幅度则较大。血压的波动对于维持各个器官的正常运作是非常重要的。例如，白天较高的血压可促进受到缺血性损害的脏器恢复功能；但如果血压过高，超出脏器血管的承受能力，则会加重其负担，甚至造成血管破裂。而如果夜间血压过低，则会加重缺血性脏器如心脏、肾脏的损害。因此，密切注意血压波动，有针对性地进行调节，使其保持在相对正常的水平上，有利于各脏器和血管的健康。

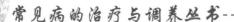

高血压患者为什么要注意心率

高血压患者在初发高血压时，神经调节失去平衡，交感神经过度兴奋，这种异常与高血压的发病密切相关。当交感神经过度兴奋时，会表现为心率加快，心肌收缩力增强，心输出量增加，从而导致血压上升。研究表明，随着心率的增加，诱发死亡的可能性也大大增加。人的心率越慢，寿命越长。

总之，心率加快会使血管内血流加快、压力升高，引起血管内膜受损，从而在损伤处出现脂质肥厚，而左心室肥厚的高血压患者猝死率更高。因此，高血压患者的心率可作为发生心血管意外及死亡的预测征兆，必须引起患者和患者家属的高度重视。

高血压诊疗

  高血压患者切忌以 1 次检查的结果来断定病情的轻重，而忽视了对病情的日常监测。血压检测就像抛硬币，次数越多，结果就越准确。

高血压的医疗检查

高血压患者应做哪些常规检查

常规检查的目的是什么

高血压患者在就诊过程中常被要求进行一些常规检查，这样做主要有 3 个目的：第一，明确引起高血压异常升高的病因，鉴别是原发性高血压还是继发性高血压；第二，明确高血压病情的严重程度；第三，明确是否存在并发症，如高脂血症、糖尿病、痛风、冠心病、脑卒中（中风）、肾功能不全等。

高血压常规检查项目有哪些

（1）心电图、超声心动图及 X 线胸片。确定高血压患者心脏功能状态，并判断是否有心脏肥大，是否存在心肌损伤或合并冠心病等。

（2）动态血压测定。24 小时的动态血压测定能记录正常生活状态的血压，了解昼夜血压规律，以便合理地指导用药时间与剂量。

（3）眼底检查。了解小动脉的情况，以便对高血压患者进行分级。如视网膜小动脉普遍或局部狭窄表示小动脉中度受损；视网膜出血或渗血，或发生视盘（视乳头）水肿，表示血管损伤程度严重。总之，高血压性视网膜病变能反映高血压的严重程度及周身小血管病变的损伤程度，眼底检查结果对临床诊断、治疗及了解病情都有帮助。

（4）血液生化检查。包括尿素氮、血脂、血黏度、电解质等，有助于明确高血压是否由肾脏病变引起，可借此判断高血压对肾脏的影响程度以及是否存在某些危险因素及并发症，如糖尿病等。

（5）尿常规检查。了解有无早期肾脏损伤，高血压是否由肾脏疾病引起，以及是否有糖尿病等并发症。如尿液中有大量尿蛋白、红细胞、白细胞管型，则应考虑由慢性肾炎或肾盂肾炎所引发的继发性高血压；如仅有少量尿蛋白和红细胞，则表明可能是原发性高血压所致的肾伤害；如发现有尿糖现象，则应考虑是否有糖尿病。在留取尿液标本时，应使用清洁容器，取早晨第 1 次尿液并及时送验；女性患者应避开月经期并留中段尿液进行尿液检查。

（6）其他检查。肾脏及肾上腺 B 超检查、心脏彩色多普勒超声检查，颈动脉、肾动脉、脑动脉等血管多普勒超声检查等。

高血压患者体检时应注意哪些问题

患者应以什么态度去体检

（1）体检不只是单纯地为了检出疾病，更重要的是为了指导患者或有高危因素的人坚持正确的治疗及预防。所以，在进行体检前，受检者应详细告知医师一些与疾病相关的情况，例如：是否吸烟、饮酒、家族史、既往患病情况、目前服药情况等。

（2）要客观、准确地向医师提供发病时间、治疗过程、用药情况、有无并发症等关键情况，只有这样，医师才能有针对性地提出进一步的治疗意见，从而达到最佳治疗效果。如受检者记不住所服药物的名称，可以把药盒带给医生辨认。

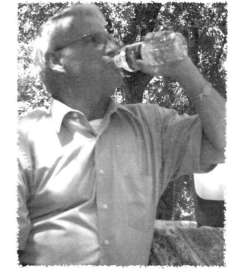

体检可以有哪些收获

除一般体检中的项目外，患者还应测量腹围、检查眼底、测 C 反应蛋白、测尿微量白蛋白定量、查肾功能、作超声心动图和大血管超声等相关检查，以此来判断是否已经发生由高血压引起的心血管损害，这有助于了解病情进展，判断预后，并为其制定恰当的医疗计划。

有些高血压患者会担心如果在服用降压药期间进行体检，是否会影响检测结果和医师的诊断。有这样的顾虑是正常的，但切不可因此就随意停药。这是因为贸然停药或推迟服药都容易引起血压骤升，从而发生危险。事实上，按常规服药后再测血压，医师也可对病情和目前的降压方案进行正确评价。对合并糖尿病或其他慢性病的患者，也应在采血后及时服药,不可因体检干扰常规治疗。

为什么不能仅凭 1 次检查就确定病情

高血压患者切忌以 1 次检查的结果来断定病情的轻重,而忽视了对病情的日常监测。血压检测就像抛硬币,次数越多,结果就越准确。因此,最佳方法是把医院检查与家庭监测相结合,根据病情变化采取相应的治疗措施。患者最好每个月去医院检查 1 次,及时与医师沟通,准确地掌握身体状况,对症治疗。

高血压患者为什么应经常检查心脏

血压长期处于较高水平往往会对心脏造成影响,使心脏的结构和功能发生变化,早期症状为心室肥厚,后期严重时可导致心力衰竭。而且,高血压患者本身容易并发冠心病。因此,得了高血压就要全面检查,及时了解心脏的情况,以便有针对性地采取有效措施,控制并减少高血压对心脏的影响。

在医学上,最常用的心脏检查方式就是心电图检查。心脏活动的情形会在心电图中显示出来,可以此来观察心脏的状况。如果心电图的波动很有规律,则表示心肌正常;反之,如果心电图的波动不规则,就表示心肌的收缩和传递很不规则,当然脉搏的跳动也会时快时慢,此时,分析心电图就能知道什么部位发生了什么问题,从而可采取相应的措施。

高血压患者为什么应经常检查血黏度

高血压患者常常伴有血黏度升高，主要原因是其血液成分常处于不正常状态，主要的表现有：

（1）血小板功能处于激活状态，使血液易于凝集。

（2）凝血及纤溶系统常处于不平衡状态，即血液有容易凝集的倾向。

（3）红细胞变形能力降低，或红细胞相互之间黏度增加，都会使血流速度变慢。

另外，高血压常常伴有糖尿病、高脂血症、高胰岛素血症等。由于血液中糖、脂质、胰岛素等增加，也会导致血黏度增加。由于长期的高血压使身体衰老加快、动脉硬化程度加重，容易造成小血管栓塞，如果栓塞发生在脑组织，则很容易造成脑卒中。

自测血压时需要注意哪些问题

测量血压前要做好哪些准备

测量前作好准备。测量前半小时需要安静休息，使身心放松，不要吸烟或饮用酒、茶、咖啡等刺激性饮品，另外要排空膀胱。测量时注意室内温度要适宜。

选择什么样的血压计合适

选择合适的血压计。目前常用的血压计有水银柱血压计、气压表式血压计、电子血压计 3 种。其中，水银柱血压计最为准确，但体积较大且操作复杂；气压表式血压计准确性稍差，但比较轻便，且操作较简易；电子血压计能自动充气、自动显示，但准确性无法得到控制。患者可根据自身需要进行选择。另外，根据袖套安置部位，还可分为上臂式、手腕式和手指式三种。其中上臂式血压计准确性最好。除了掌握正确的测量方法，血压计还必须定期检测精确度，以保证测量结果的正确。

测量血压中保持什么样的体位准确

对测量值的影响。最常用的体位是坐位或仰卧位，两种体位的血压有差别，坐位测量血压的舒张压一般比卧位高5 mmHg。测量血压时最好不要双腿交叉，因为这种姿势可使收缩压上升 2 ~ 8 mmHg。

测量血压时手臂的位置要怎样

测量时手臂要与右心房处于同一水平线上。如果采取坐位，右心房约位于胸骨中点或第4肋间，上臂置于该位置即可；如果采取卧位，右心房大约在床与胸骨之间的中间水平，在被测上臂下垫一个枕头即可达到此高度。如果上臂位置过高，测得的血压值往往偏低；如果上臂的位置过低，测得的血压值就会偏高。

左右手臂血压测值的差别是多少

大部分人两臂的血压测值没有明显差别，但约有 20% 的人两臂的血压差可超过 10mmHg，因此，在第一次测量血压时，左右手臂的血压都要进行测量。

测血压时水银柱为什么不能打得太低

如果水银柱只打到 170 ~ 180 mmHg,听诊器诊断很可能不准确。

怎样把握合适的放气速度

一般来说,放气的速度以水银柱下降 2 ~ 3 毫米 / 秒为宜。放气太快容易使测试者反应不及,发生误诊;放气太慢则容易使前臂瘀血,造成舒张

压读数增高。另外,每次测量前应将袖套中的气体放尽,否则血压值将越测越高。

为什么要进行多次测量

多次测量能够确保测量结果的准确性,一般来说,测第 1 次时,数值经常偏高,而第 2 次、第 3 次则较稳定。可在第 1 次测量后隔 2 分钟进行第 2 次测量,取两次的平均值作为测量结果;如果两次测量值的差别大于 5 mmHg,则相隔 2 分钟后再次测量,取 3 次测量的平均值。

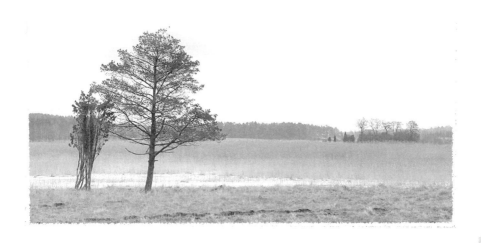

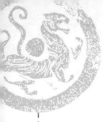

高血压的药物治疗

治疗高血压要坚持什么原则

（1）将血压控制在适当水平，消除高血压带来的种种不适感，保证患者的生活质量。

（2）尽量减少高血压对心、脑、肾等重要器官的损害，并扭转已经产生的损害。实践证明，高血压患者经过降压治疗后，心、脑、肾并发症明显减少，而对已有的并发症进行治疗，又可明显延长患者的生命。

（3）在降压治疗的同时，要防治心、脑血管并发症的其他危险因素，如左心室肥厚、高脂血症、糖尿病、高胰岛素血症、肥胖等。

（4）治疗方案应尽量简便，容易被患者接受，有利于长期坚持。

（5）要针对每个患者的具体情况，制订出不同的治疗方案。药物治疗或非药物治疗均应坚持此原则。

（6）提倡有病早治、无病早防，强调患者与医师的密切配合。

血压应该按什么标准来控制

（1）没有严重并发症的一般高血压患者，可将血压降至正常范围，即 140/90 mmHg 以下。

（2）若病程较长，合并有冠心病的患者，舒张压不宜降至 85 mmHg 以下，以免诱发急性心肌梗死。

（3）对于需要立即降压处理的高血压急症，应在短期内给予降压，但应有一定的限制，一般不宜超过 25%～30%，不要求立即降至正常水平。

采用"阶梯疗法"来治疗高血压有什么好处

什么是阶梯疗法

所谓阶梯疗法，是临床医师采用的一种治疗高血压的方法，即从单一药物开始，逐渐增加药量，如足量后仍未能将血压控制在正常范围内，则加用第 2 种药物或更多的药物进行联合治疗，最终使血压被控制在正常范围内。这种方式如同上台阶，一步步地增加药量，因此，被形象地称为

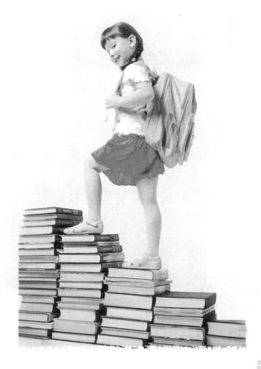

高血压的治疗与调养

"阶梯疗法"。

第1阶梯的治疗原则是什么

第1阶梯通常采取单一性药物进行治疗,以利尿剂或 β 受体阻滞剂为主,临床应用时间为 2~4 周,如未能达到治疗目的,则进入第2阶梯治疗。

第2阶梯的治疗原则是什么

第2阶梯的治疗,是在第1阶梯单一用药的基础上,加用或换用第1阶梯药物中的另外 1~2 种药物,即将多种药物配合使用,这种用药方式比单纯加大单一用药剂量的效果要好。另外,许多降压药物的不良反应与使用剂量有关,减少剂量、联合用药的不良反应要比大剂量单独使用某一种药物所产生的不良反应要小得多;联合用药时,几种药物之间的不良反应还可以相互抵消,比如利尿剂和血管扩张剂的继发性交感神经活性增高和肾素升高,就可被 β 受体阻滞剂抵消。第二2阶梯疗法的组合方式通常为利尿剂与 β 受体阻滞剂联合使用。第2阶梯疗法的常用组合方式为利尿剂、钙拮抗剂与 β 受体阻滞剂联合使用。

第3阶梯的治疗对象及原则是什么

第3阶梯治疗的对象通常是重型高血压患者以及顽固型高血压患者,这一阶段的治疗通常是在上一阶梯的基础上,加入胍乙啶、米诺地尔(长压定)等药物。

高血压患者在按阶梯疗法治疗、血压下降到预定水平后,再经过 3~6 个月的稳定期,便可开始采用下阶梯的方式减少用药品种和数量,从而减轻和消除不良反应,达到长期用药的目的,预防和控制高血压并发症,提高患者的生活质量。

如何选择适合自己的降压药

近年来,降压药物越来越多,但各类药品的特点及对每个人的适应程度都不同,在选用降压药时,应遵循以下通用原则:

（1）降低血压的疗效好,而且全天 24 小时平稳地降低血压,防止血压大幅波动。

（2）不影响血脂的变化和血糖的代谢。

（3）不良反应小,服用方便。

（4）能逆转并减少心脑血管疾病及动脉硬化等并发症的发生。

临床降压药物主要有哪几类

根据以上四项原则,世界卫生组织及高血压联盟推荐了以下 5 类降压药物供临床使用,包括:利尿剂,如氢氯噻嗪(双氢克尿塞)、吲达帕胺(寿比山)等;血管紧张素转换酶抑制剂,如卡托普利等;钙离子拮抗剂,如硝苯地平(心痛定)、氨氯地平缓释片(络活喜)等;α 受体阻滞剂,如可乐定(可乐宁)等;β 受体阻滞剂,如普萘洛尔(心得安)、比索洛尔等。

各类降压药物利弊是什么

以上 5 类药物虽都有效,但却各有利弊。临床使用证明，利尿剂价格低廉，但会引起各种代谢不良反应；血管紧张素转换酶抑制剂的作用主要是对左心室肥厚和胰岛素抵抗作用较强；钙拮抗剂降压效果好，对血脂和血糖都没有什么不良影响；β 受体阻滞剂对心脏能起到保护作用，对冠心病有良好作用。

不同年龄的人应怎样选用药物

对于大部分轻度高血压患者来说，口服一种药品就能达到降压效果。对于老年患者而言，应首选利尿剂、钙拮抗剂，其次可选用血管紧张素转换酶抑制剂、β 受体阻滞剂。一些病因复杂的患者，则需要选用两种或两种以上的降压药物同时服用，这样才能使各个环节协同作用，从而增强疗效。

服用降压药应注意哪些问题

服用降压药应坚持"五要三不要"的原则。

1. 五要

（1）要根据不同类型、分期和有无并发症的存在，由医师选定降血压的药物，不可自己滥用。

（2）病情较重的人可同时使用几种降压药，以提高疗效，减少不良反应。

（3）对于轻、中度高血压，要选用一种降压药，先从小剂量开始，慢慢地增加待达到一定分量后，再改为维持量。

（4）要密切注意在降压过程中出现的不良反应，以便及时发现并予以纠正。

（5）在降压过程中，要经常注意测量血压，根据血压变化及时调整剂量。

2. 三不要

（1）不要凭自我感觉，擅自增加或减少用药剂量，以免发生意外。自我感觉通常是不可靠的，比如头晕，血压高时会出现头晕，血压低时也会出现头晕。

（2）不要自作主张更改药物的种类和剂量。

（3）不要盲目相信广告和传言，切勿停用降压药物而改用所谓的偏方、秘方或用保健品代替降压药，以免造成严重后果。

高血压能否彻底治愈

高血压病能否完全治愈，这是每一个患者都非常关心的问题，但在目前的医学条件下，还不能做到这一点，其原因主要有以下几个方面：

（1）病因尚不明确。目前，医学界对于高血压的发病机制看法不一，如遗传学说、内分泌学说、经络学说等等。这些学说自有其科学性和合理性，但也有许多局限性，只能反映高血压发病机制的某个侧面，但不能全面阐述。所以，治疗时难以做到治标又治本。

（2）诱因较多。高血压病的诱发因素比较多，如高钠、高脂饮食、肥胖等，而医学界目前治疗高血压的方法，包括药物和非药物治疗，多为针对高血压病的某些病理特点进行用药，而非针对病因进行治疗。因此，通常的结果就是只能控制病情，但无法治愈高血压。

（3）症状隐匿。病情处于早期和中期的高血压患者，其症状通常不很明显,待出现明显症状而开始接受治疗时,血管早已硬化,甚至已经出现了并发症。此时,身体功能已陷入了恶性循环的状态中,想要彻底治愈肯定是不可能的。

为什么高血压患者要注意保持血压的平稳

研究表明,由于高血压患者的自身调节功能不正常,血压大幅度下降和升高都会使患者不能忍受,从而引起脑供血不足、缺氧,产生头晕、头痛等症状。如果高血压得不到良好的控制,容易引起血压居高不下或大幅波动,会导致脑卒中(中风)、冠心病、心肌梗死和肾功能衰竭等危险症候。此外,医学已经证明,清晨起床时是高血压患者发生各种意外的高峰时间,如果这段时间血压控制不佳,造成血压波动较大,会大大增加发生脑卒中等疾病的风险,严重者会导致死亡。所以,平衡降压,使血压缓慢降低,并注意保持血压的全天稳定,对于高血压患者来说至关重要。

降压过低过快会产生哪些不良后果

高血压患者必须坚持长期降压治疗,但不能降压过快。因为高血压患者血管弹性下降,有些患者的血管内壁有类脂质和胆固醇沉积,甚至形成血管内壁粥样硬化和斑块。在这种情况下,若服用大剂量的降压药,使血压在短时间内大幅度下降,会使心、脑、肾等重要器官的血流量减少,从而发生功能障碍,甚至可能引发心肌梗死等严重并发症。老年人降压尤其要注意这种情况,这是因为老年人体内的压力感受器不敏感,对血压快速下降的代偿能力较差,对低血压的耐受性也较差,容易造成血量灌注不足而发病。

因此,高血压患者在积极治疗的同时,也要注意平稳降压,不宜降压过快。通常,舒张压降到 100 ~ 107 mmHg 时,收缩压只能降 1/5 ~ 1/4。舒张压较低、脉压较高者更应慎用降压药。高血压患者在用降压药治疗时,应随时注意血压变化,并密切注意患者的心脏功能状况,最好定期作心电图检查,以防止心肌梗死引起心源性休克。

为什么高血压患者不能不测血压就用药

一些高血压患者患病多年,成了半个"医师",服用降压药时便不再听从医嘱,而是"跟着感觉走"——感觉好就少服,感觉不好就多服。但实际上,自觉症状与病情轻重并无必然关联,有时血压过低也会导致眩晕感,此时服降压药无疑是雪上加霜。正确的做法是定时测量血压,根据血压来科学调整用药剂量。

为什么对无症状高血压也应积极治疗

高血压具有一定的隐蔽性,它不像感冒等疾病那样在一开始就有很明显的症状,如身体局部不适等,而是一点点地增加血管壁的压力。因此,常常有患者虽患病多年却一无所知,还以为自己很健康,待到发现时,血压已经很高了。那些对高血压漫不经心、毫不在意的"豁达"之人,如果遇到情绪激动、饮酒过量、季节变换等诱因,就很容易使体内那些早已不堪重负的心、脑、肾等重要器官的功能突然间崩溃。

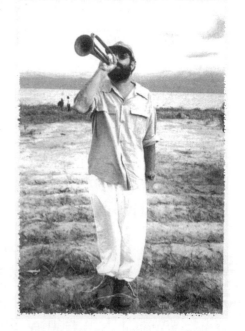

治疗高血压病的目的是为了防治血管、心、脑、肾等器官并发症的发病率及病死率。大量临床证明，收缩压或舒张压越高，心脑血管致残的危险性就越大。即使有些人感觉自身没有症状，但高血压对脏器的损害也是持续存在的。只有及时、及早地治疗，才能更好地保护内脏不受损伤。

为什么继发性高血压患者应先治好原发病

对于继发性高血压患者来说，血压升高只是疾病的症状之一，如果原发疾病没有治好，单纯采取降压措施，效果并不理想。因此，继发性高血压患者要以治好原发疾病为重点，治好原发病后，高血压症状一般都能得到很好地控制。

老年患者降血压需要遵循哪些原则

老年性高血压有特殊表现，因此，在治疗过程中应当遵循下列原则：

（1）许多并无症状的老年人不愿意配合治疗，此时，应向老人耐心做工作，并将情况详细说明，以求得配合。

（2）一些老年人的身体已经适应了患病时的状态，此时采取措施迅速降压反而会使患者感到不适。因此，在降压治疗的过程中要逐步推进，避免血压出现较大的波动。

（3）老年人代谢缓慢，服药时容易出现一些不良反应，因此在用药剂量上应有所控制。

（4）单纯收缩性的高血压治疗起来比较困难，需要更多的耐心才能取得较好的效果。

（5）治疗老年性高血压大多采用以下几种药物：钙拮抗剂、利尿剂、血管紧张素转换酶抑制剂。在上述药物中，一般采用单一药物就能达到治疗效果。

治疗高血压的中成药主要有哪几种

目前，在诸多治疗高血压的药物中，疗效确定、临床试验安全的中成药主要有以下几种：

（1）杞菊地黄丸。具有滋肾阴、清肝热的作用，适用于肾阴虚引起的头晕、眼花、目涩、五心烦热、年老体衰、病程悠久的患者。

（2）脑立清。具有镇肝、潜阳、降逆的作用，适用于气血上逆引起的头晕目眩、头痛脑涨的高血压患者。

（3）清脑降压片。具有滋阴清肝、潜阳降压的综合作用，适用于头晕目眩、失眠烦躁、耳鸣耳聋等肝阴虚、肝火旺的高血压患者。孕妇忌服。

（4）当归龙荟丸。具有清肝泻火、通便导滞的作用，适用于体质壮实、面红目赤、烦躁不安等肝火较盛的高血压患者。

（5）龙胆泻肝丸。具有清肝火、泻湿热的作用，适用于年龄较轻、病程较短、头痛、头胀等肝经实热的高血压患者。按肝火症状的轻重服用。

怎样确定药物的维持量

什么是药物的维持量

根据病情的需要，短时间内服用一定量的药物，然后减量至可控制症状或继续治疗作用的剂量，称为维持量疗法。

怎样确定药物的维持量

高血压患者服用降压药物治疗时，应先从小剂量开始，服用一段时间（约1周）后，如果血压控制得不够理想，可以考虑两种降压药物联合使用。对于大多数患者来讲，同时服用两种降压药物就能够将血压控制在理想水平上。当血压降到理想水平后，再经过1~2个月的稳定期，就可以逐步减少第2种药物的剂量，直到可以用"最小剂量"的降压药将血压维持在理想水平上为止。这个"最小剂量"就叫药物的维持量。患者必须按维持量长期坚持用药，不可随意停用，否则会导致病情出现反复。

高血压患者为什么一定要坚持长期用药

高血压病是一种慢性病，病程往往比较长。一般说来，Ⅱ、Ⅲ期高血压很难治愈，患者不可停药，即使在治疗期间血压降到了正常水平，那也只是药物维持的结果，并不代表高血压已经痊愈。

导致很多患者病情反复的重要原因就是不遵医嘱服药。比如，有的患者服用降压药治疗，当血压正常后就擅自停药，几天后血压又升高了，于是又开始服药。这种间断服药的方法不仅达不到治疗的目的，反而可能出现血压"反跳"现象，即停药后血压将升得更高，甚至可能超过治疗前的水平。如果"反跳"过高，很容易诱发高血压脑病、脑出血等严重并发症。因此，高血压的治疗是一个长期过程，患者应在医师的指导下科学用药、长期用药。

中西药结合法对治疗高血压有哪些好处

由于一些中药能够抵消降压药产生的不良反应，因此临床上多采取中西药结合的方法治疗高血压。如市面上销售的珍菊降压片、复方罗布麻片、山绿茶降压片等药中的主要成分是西药，而中药只起辅助作用，患者若不了解这一点，就很容易把它们看成是纯粹的中药。在这些药物中，实际上起降压作用的是西药，如珍菊降压片中含氢氯噻嗪 5 毫克、可乐定 30 微克；复方罗布麻片含氢氯噻嗪 1.6 毫克、双肼屈嗪 1.6 毫克。某些中药成分，比如珍珠和野菊花，只是用来缓解由可乐定引起的一些不适症状，本身并没有降压功能。

哪些降压药物不宜联合使用

某些抗高血压药物在联合使用时不良反应会成倍增加，可能导致严重后果，应特别引起高血压患者的重视。

（1）珍菊降压片含噻嗪类利尿剂，不可与吲达帕胺（寿比山）、复方降压片、复方卡托普利片（开富特）等利尿剂合用，否则会加重低血钾，甚至导致严重的心律紊乱而致死。

（2）β 受体阻滞剂不可与维拉帕米（异搏定）合用，因为两者均可引起窦房结、房室结抑制，可能导致猝死。

（3）β 受体阻滞剂不可与地尔硫䓬（恬尔心）合用，否则可引起房室传导阻滞，从而影响心脏功能。

为什么清晨醒后服药效果可达最佳

过去治疗高血压的服药方法是日服 3 次，现在则提倡每日清晨醒后一次性服药。这种方法比传统服药所用的药量少一半，但效果却比传统服药方法好得多。

生理研究表明，高血压患者的血压在清晨醒后变化最大，可在几分钟之内上升 10～30 mmHg；中午以后，血压逐渐下降；晚上睡眠以后，血压进一步下降。

传统的服药方法没有考虑患者血压的变化规律，而是一味地降低血压，对早晨血压的控制很不理想，却会导致下午和夜间血压偏低，容易诱发缺血性脑卒中（中风），即脑血栓。新的服药方法可有效防止清醒后血压的剧烈波动，使血压处于比较平稳的状态，同时能够使下午和夜间的血压不至于过低，防止脑卒中的发生。

降压药为什么不宜睡前服用

正常人的血压并非一成不变，由于人体内"生物钟"的作用,血压在一天之中会有规律性地波动,即白天升高,晚上降低,尤其是入睡后,血压降得更低。临床观察发现,人入睡后,其血压可下降 20% 左右,且以睡后 2 小时降压最为明显。

因此,高血压患者若在临睡前服用降压药物,由于药物发生作用通常也是在服用 2 小时后,正好与人在睡眠时血压下降的高峰期重叠,两者的降压效果累加,就会使血压大幅度下降,使心、脑、肾等重要器官发生供血不足,容易发生脑血栓等并发症。

因此,高血压患者在药物治疗时必须听从医嘱,一般不宜在临睡前 2 小时内服用降压药,以免发生意外。

高血压危象患者服药期间要注意补充维生素 C 和芦丁

治疗高血压病,尤其是Ⅲ期高血压、高血压脑病和高血压危象时,经常要用到维生素 C 和芦丁。这两样药物本身虽然没有什么降压功效,但对预防高血压、脑出血却有一定的作用,因此临床上常把它们作为高血压病的辅助治疗药物。

维生素 C 对血管的作用是什么

维生素 C 在人体内参与糖的代谢与氧化还原过程,是人体合成细胞间质和胶原纤维过程中所不可缺少的物质。当人体内缺乏维生素 C 时,就会出现细胞间质溶解和含水量增多等病理现象。由于人体内一切组织都是由细胞和细胞间质组成的,所以如果细胞间质减少,许多组织如血管、骨骼、牙齿的结构就会出现病理改变,其中以毛细血管最为突出,表现为渗出性出血。维生素 C 能促进细胞间质的合成,因此有增强毛细血管抵抗力、降低毛细血管的脆性和通透性的作用，因此它可用于预防高血压引起的脑出血。

芦丁有什么作用

芦丁，也叫香苷、维生素P，存在于芸香叶、枣、橙皮等物质中，在槐花、荞麦花内含量尤其丰富。芦丁有维持毛细血管抵抗力、降低其通透性的作用，缺乏时毛细血管壁脆性增加。这是因为，芦丁能够抑制透明质酸酶，而透明质酸酶是构成毛细血管壁和其他组织细胞间质的基质，透明质酸水解后，毛细血管的抵抗力就会降低，通透性和脆性也会增加，因而更加容易出血。

怎样才能减少用药剂量

高血压虽然是一种疾病，但生活调节在其治疗过程中占有非常重要的地位，一些不良的生活方式、不当的饮食习惯都可能导致血压升高。通过合理的生活调节，血压往往能恢复到正常水平，有助于减少用药剂量，从而减轻药物不良反应对身体的伤害。大量研究表明，作息规律、科学调节饮食的高血压患者不但服药量少，血压也控制得更好。因此，养成良好的生活习惯和饮食习惯，尽量减少用药种类和剂量，是高血压患者的首选治疗方法。

伴有哪些疾病时要慎服降压药

（1）伴有糖尿病、高脂血症、高尿酸血症或痛风时，不宜选用噻嗪类利尿剂或含此类药物的复方制剂，如珍菊降压片、开富特、复方降压片等，也不宜选用大剂量 α 受体阻滞剂，如美托洛尔（倍他洛克）、阿替洛尔等，以免影响糖脂代谢。

（2）当高血压合并Ⅱ度或Ⅱ度以上房室传导阻滞时，禁用 β 受体阻滞剂和维拉帕米（异搏定）、地尔硫草（恬尔心）。

（3）老年人心率较快时（每分钟大于 110 次），不可选用短效二氢吡啶类降压药，如硝苯地平，否则可诱发心绞痛或心肌梗死。

（4）伴有便秘、抑郁或直立性低血压者，不可选用可乐定。

（5）伴有抑郁症的患者，不宜使用利血平及含此类药物的复方制剂，如复方降压片（复方利血平）。

哪些药物可促使血压升高

由于药物本身的药理、毒理作用以及用药方法不当所引起的高血压，称为医源性高血压，属于继发性高血压的一种类型。因此，高血压患者，特别是并发有心血管疾病的患者，非常有必要了解基本的用药常识。

医学研究表明，长期使用生理盐水、血浆制品、抗生素钠盐，服用非甾体消炎药如吲哚美辛（消炎痛）、吡罗昔康（炎痛喜康）、布洛芬等，可引起高血压或加重已有的高血压。口服避孕药、肾上腺皮质激素、乙醇（酒精）、中药甘草制剂等，也会通过增加细胞外液使血压升高。另外，呋喃唑酮（痢特灵）、甲硝唑（灭滴灵）、红霉素等，也有引起高血压的不良反应。有专家认为，凡是会损伤肾功能的药物，都有升高血压的不良反应，对老年人、儿童等肾功能不全者更为有害。因此，那些久病成"医"的人在自行购药时须慎重对待,切勿滥用药物。

除了上述药物之外,一些富含酪胺的食物也与血压升高有关联,尤其是在服用呋喃唑酮等单胺氧化酶抑制剂时,应忌食富含酪胺的食物,如奶酪等。

血压骤然升高时怎样用药

高血压虽说是一种常见疾病,但它的病因复杂,患者个体差异大,因此在治疗时必须因人而异,对症下药。

情绪的起伏易影响高血压病情,患者在情绪激动、外伤等情况下血压可能骤然升高,这种情况非常危险,容易导致严重后果。此时,必须采取应急措施来控制血压。在以前,紧急降压一般都是用静脉注射,然而这种方法不但不适合家庭使用,而且效果也不是十分理想。最近几年,已有许多快速降压药投放市场,而且使用方便,只须将药物放在舌下含化便能起到快速降压的效果。比如舌下含服硝苯地平(心痛定)10毫克,2小时收缩压就能下降40 mmHg,舒张压可下降15 mmHg。因此,高血压患者必须常备此类药物,一旦出现血压突然升高的情况,可立即服用控制病情,待血压恢复正常后,再及时就医,找出血压突然升高的原因,对症治疗。

为什么不可只采取针灸而忽视降压药

针灸疗法对高血压患者的自主神经功能、脂质代谢、减轻各种症状有一定的疗效。比如,当高血压患者血管扩张性头痛发作、服用多种药物无效时,可选取百会、太冲等穴位进行针灸,用电针强化刺激治疗更有立竿见影的效果。

针灸的穴位较多,一般有足三里、风池、神门、心区、交感、曲池、内关、三阴交等等,其降压机制是根据中医经络理论,高血压患者穴位上的生物电能量要比正常人高,通过刺激穴位,定时定量地放电,从而达到降低血压的目的。但它有个很明显的缺陷就是降压幅度不够大,疗效维持的时间比较短。因此,对于那些血压波动较大的高血压患者,建议在服用长效降压药物的基础上,按每天血压波动的情况增加穴位治疗。

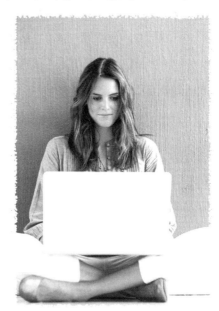

高血压患者为什么不能仅凭说明书就服药

高血压的病因很多,因而临床治疗方法也不尽相同,每个患者之间又存在着个体差异,对药物的适应证、反应性、耐受能力都不相同;而药物的说明书却是一样的,单纯按照说明书来用药,属于无差别治疗,完全体现不出"个体化"的用药原则。

一项调查显示,凡是凭经验购药、凭说明书服药的患者,有40%没能取得明显效果,这些人在听从医嘱更换药物后,病情才逐步得到了控制。因此,高血压患者切勿自以为是、自医自疗,这对病情的好转有百害而无一利。

为什么"降压仪器"不能代替降压药物

近几年来,市面上出现了许多所谓的"降压仪器",如"降压鞋""降压仪"等。各类厂家把这些"高科技产品"吹得天花乱坠,片面地夸大了其所谓的降压作用。实际上,这些产品的降压效果并不理想,甚至有的产品除了不良反应之外没有任何疗效。

因此,高血压患者切勿病急乱投医,听信奸商的花言巧语,一旦上当受骗,买了这些产品而舍弃了药物治疗,将会给自己的身体带来极大的损害。

进口药、新药、高价药的效果真的就好吗

有很多患者都认为,药品价格越高,其疗效就会越好,因此不惜一切代价购买新药、进口药、高价药。其实,这完全是一个消费误区,药品价格与药品质量之间没有任何必然联系。

一些药品价格高,与税率、国家政策和商家炒作有关。新药也未必就是好药,有的新药可能还处于临床观察阶段;也有可能是原来的老药,被药厂换了个名字之后,就堂而皇之地成了新药,卖上了好价钱。至于所谓的进口药,未必适合中国人的体质特点,有些不良反应还不能被及时发现;还有一些进口药,其实是国内生产的,卖到国外后被换了标签,又卖回国内,虽然价格大幅上升,但疗效依然平平。

因此,高血压患者在选择药物时,一定要听从医师的嘱咐,不要盲目追求"好药"。不妨选用一些口碑不错的老药,

这些药物使用广泛,药性也被人们熟知,因此更为安全。

为什么不可大量服用西洋参

药理研究证实,西洋参确实有强身防衰、增强免疫功能的作用。它能调节人体神经功能,增加心肌血流量,还可以促进胰腺分泌胰岛素,从而降低血糖,是中年人滋补身体的佳品。但高血压患者应在血压平稳之后才可服用西洋参,而且勿过量,否则不但无法起到降压健体的作用,反而会造成血压突然升高,使病情加重。

其实最好的补药莫过于保持健康乐观的心理状态,而且最好能每天坚持运动,这样才能使自己容光焕发,降低血压、血脂,益寿延年。

患有溃疡症的高血压患者服用利舍平会造成什么后果

利舍平是一种降压药物,使用后会抑制人体交感神经功能,突出副交感神经功能,从而导致胃酸分泌增加。如果患有胃溃疡的高血压患者服用利舍平,很容易使溃疡恶化,甚至发展成胃穿孔。因此,伴有胃溃疡的高血压患者必须慎用利舍平。

高血压患者为什么应慎服速效伤风胶囊

速效伤风胶囊是治疗感冒的常见药物之一,是居家旅行必备之良药,但患有高血压的人却不能服用。这是因为速效伤风胶囊的主要成分有人工牛黄、咖啡因、对乙酰氨基酚（扑热息痛）和氯苯那敏（扑尔敏），其中对乙酰氨基酚在体内会使血红蛋白变成高铁血红蛋白，引起发绀，尤以儿童多见；咖啡因是一种中枢神经兴奋药，会使高血压患者血压升高；而氯苯那敏是一种抗组胺类药物，服用后可能产生嗜睡、乏力等不良反应。几种药性同时发挥作用，会给高血压患者的身体造成沉重的负担，非常不利于血压的控制。

高血压患者为什么应慎服维生素 E

临床上，维生素 E 通常被用于多种疾病的治疗，而且从未导致不良反应的发生。但近年来，医学研究发现，维生素 E 会使血压升高，并可使心脏两侧功能失衡。研究证实，每日服用 300 毫克维生素 E 会使血清胆固醇平均增高 74 毫克/100 毫升。因此，高血压患者以不用或慎用维生素 E 为佳。

高血压患者为什么不可滥用滴鼻剂

许多患有鼻炎的高血压患者都会使用滴鼻剂进行治疗，但医学研究证明，滴鼻剂所含的主要成分是麻黄碱，而这种药物成分会导致血压升高。鼻腔的静脉与颅内静脉直接相通，同时鼻后部及下部的静脉汇入颈内和颈外静脉，上部静脉又可经眼静脉汇入海绵窦，也可经过筛静脉通入颅内的静脉和硬脑膜窦；而且鼻腔血管丰富，血管壁又缺乏弹性，药物吸收得更加完全。因此，滴鼻剂里的麻黄碱会从鼻部静脉进入颅内静脉和硬脑膜窦，直接作用于大脑，引起血压升高。

高血压患者不能滥用滴鼻剂,如短期内用量过大,可能出现头痛、呕吐等症状,同时血压会突然升高到 200/100 mmHg 以上,出现高血压危象。因此,患者在使用滴鼻剂之类的药物时,最好遵从医嘱,掌握分量,以免造成意外。

高血压患者服用阿司匹林应注意什么

阿司匹林是一种常见的解热镇痛药物,以前主要用于感冒、发热、头痛等症。近年来研究发现,阿司匹林还有阻止血小板凝集的作用,可有效预防血栓导致的脑梗死、心肌梗死。但阿司匹林的不良反应也很大,可能导致原来患有出血性疾病的患者血流不止,外伤患者止血困难,还会刺激胃黏膜导致溃疡,甚至大出血。因此,服用阿司匹林的高血压患者应注意以下疾病:

（1）患过脑出血或近期内做过心脏、颅内手术者禁用。

（2）患有十二指肠溃疡或肝硬化、食管静脉曲张者禁用。

（3）平时有牙龈或皮肤经常出血者、对阿司匹林过敏者、有哮喘病史者慎用。

（4）用肠溶片代替普通阿司匹林,服用时剂量宜小,每日 1 次,每次 25 毫克,饭后服用即可,忌空腹服用。

（5）凡长期服用阿司匹林者,应定期复查血小板;有消化系统问题者,应进行大便潜血试验,以便及时发现问题,及时治疗。

女性高血压患者为什么尤要慎服阿司匹林

一些女性患者为什么不可或长期服用阿司匹林

女性高血压患者大多有不同程度的肾功能损害，而阿司匹林会影响肾血流量，服用后可能导致并加重这种损害，还可能加重出血倾向。因此，当血压高于 170/110 mmHg，患有严重动脉粥样硬化的女性高血压患者，一般不应长期服用阿司匹林，而近期发生过由高血压引起脑出血的女性患者，也不应该使用阿司匹林，以免诱发或加重脑出血。另外，女性高血压患者合并有肝病、胃病、糖尿病、哮喘等，也不宜长期服用阿司匹林。

哪些女性患者可在医师指导下服用

不是所有女性高血压患者都要禁用阿司匹林，以下情况可以在医师指导下按以下原则服用：

（1）血压控制良好，且无头昏、头痛等症状者，可以服用阿司匹林。但要注意的是，阿司匹林仅起减少血栓形成、防止动脉粥样硬化的作用，并非降压药，患者切不可本末倒置。

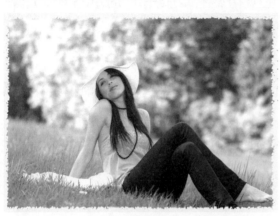

（2）服用阿司匹林前，应先检查自己的身体状况，包括血小板计数、凝血功能、肝肾功能等。如果血小板计数偏低、凝血功能不正常或肝肾功能不佳，则

不宜服用阿司匹林,此时可在医师指导下改用其他药物。

(3)服用阿司匹林期间,应密切观察身体情况,一旦发现皮肤瘀斑,或口腔、鼻腔经常出血,或有烧心样感觉或大便变黑等,应想到可能是阿司匹林所致,要及时就医。另外,还要定期检查尿常规,发现蛋白尿或管型尿,应立即停用阿司匹林并及时就医。

(4)女性高血压患者在月经期间应调整阿司匹林用量,因为女性月经期间服用阿司匹林,可能会引起经期延长,出血量增多,甚至出血不止等现象。

女性高血压患者为什么不可服避孕药

避孕药种类繁多、药理复杂,但无论哪一种均不适合高血压患者服用。大量临床诊疗结果表明,患有高血压的妇女在口服含雌、孕激素的复方制剂避孕药一年后,大多数人收缩压上升了 5 mmHg,舒张压上升了 1 ~ 2 mmHg。检查发现,血浆中的肾素活性、醛固酮和血管紧张素 II 均有升高,这主要与避孕药中所含的产炔诺酮有效成分有关。

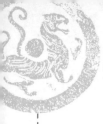

治疗高血压可参考的一些理疗方法

高
血
压
的
治
疗
与
调
养

针灸降压疗法有哪几种

针灸是我国的传统医疗方法，对降低血压也有一定的疗效。主要方法有：体针、头皮针、梅花针、耳针、水针疗法和灸法等。

体针怎样做

最常用的毫针为 26～30 号，5～10 厘米长。根据中医辨证，体针常用的穴位有三阴交、内关、足三里、太冲、合谷、行间、绝骨、涌泉等。适用于各种症状的高血压。

头皮针怎样做

常用穴位有胸腔区、血管舒缩区和双足运动区。

梅花针怎样做

用 5～7 根不锈钢针集中固定在针柄的一头，在身体的某些穴位上叩打。方法有轻叩和重叩两种，穴位与体针穴位相同。

耳针怎样做

应用毫针刺法或穴位贴压法来刺激耳部有关穴位的一种方法。常用的穴位有降压沟、神门、心区、交感、耳尖等。主要适用于Ⅰ、Ⅱ期高血压。操作简便，无不良反应。

水针怎样做

用 0.25% 的盐酸普鲁卡因、龙胆草液等在一些穴位上注射，常用的穴位有足三里、合谷、太冲、内关、曲池等，疗效较好，一般注射 10 次为一个疗程。

灸法怎样做

用点燃的艾条或艾炷在某些穴位上熏灼，现在这种方法较少使用。

怎样利用刮痧疗法来降血压

刮痧的原理是什么

刮痧疗法是指应用光滑的硬物或用手指、金属针具等，在人体表面特定的部位，反复进行刮、挤、揪、捏、刺等物理刺激，造成皮肤表面瘀血点、瘀血斑或点状出血，通过刺激体表脉络，改善人体气血运行状态，调整脏腑功能，从而达到扶正祛邪、排泄瘀毒、退热解痉、开窍益神等功效的一种防病治病方法。它具有方法独特、简便安全、用途广泛且疗效可靠的特点。通过刮痧，可降低血压，改善或消除高血压患者头晕、头痛、急躁等症状,对各种类型的高血压患者均有辅助疗效,尤其适用于Ⅰ、Ⅱ期高血压患者。

刮痧中要注意哪些事项

(1)刮痧部位、刮痧用具及施术者双手等均应严格消毒,防止发生交叉感染。刮痧的器具要经过严格挑选,切忌选用边缘粗糙或缺损的器具,以免损伤皮肤。

(2)皮肤有疖肿、瘢痕、溃破等不宜进行刮痧治疗;有出血倾向者、有严重心脏病等重症疾病的患者,以及年老体衰者,不宜进行刮痧治疗。

(3)刮痧手法要轻重适度,用力要均匀,方向要一致,不要忽轻忽重地无规则地刮擦皮肤。要掌握治疗间隔的时间,一般以 5~7 日为宜。

(4)刮痧后患者应休息片刻,饮用少许温沸水或姜汤,不能急躁动怒、郁闷忧思;禁食生冷油腻的食物;同时要注意保暖,以免受凉感冒。

(5)如在刮痧时能配以其他治疗方法,如针灸、药物等,可提高疗效。

怎样用拔罐疗法来降血压

拔罐疗法的原理是什么

拔罐疗法是以罐为工具(可以是玻璃罐、竹罐等),利用燃烧、蒸汽、抽气等,使罐中形成负压,把罐吸附于患者身体某个部位,产生温热、负压等刺激,造成局部充血、瘀血等现象，以达到祛病强身目的的一种治疗方法。拔罐疗法有活血化瘀、改善血液循环、调整脏腑功能的作用，可改善头晕头痛等症状，也是治疗高血压的方法之一。

拔罐时要注意哪些事项

虽然拔罐疗法操作简单，但如果方法不当，也会造成一些不良后果。运用拔罐疗法要注意以下事项：

（1）严格消毒。为防止感染传染病，在拔罐治疗前，应对罐进行严格消毒，如用针罐结合法及刺络拔罐法更应注意。

（2）选择适当的体位和正确的拔罐方法。在治疗过程中，患者不得随意移动，以免罐具脱落。部位不同，相应的罐具也应不同，注意选择肌肉丰满、富有弹性、没有毛发，以及局部平坦的部位拔罐，以防掉罐。拔罐时，动作要稳、准、快。采用闪火法时，要注意避免烫伤皮肤；采用刺络拔罐时，不能出血过多；采用针罐时，要避免撞压针头。

（3）注意坐罐的时间以及起罐的方法。坐罐时，应注意把握好时间的长短，以免起疱；起罐时应以指腹按压罐旁皮肤，待空气进入罐中方可取下，切忌用力硬拔。

（4）注意拔罐禁忌证。如患者皮肤有溃疡、水肿、过敏者不宜拔罐；有大血管存在的部位不宜拔罐；孕妇的腹部和腰骶部不宜拔罐；常有自发性出血和损伤后出血的患者也不宜采用拔罐疗法。

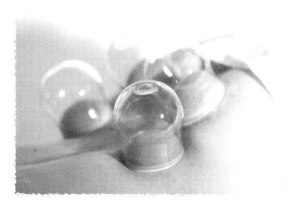

（5）注意烫伤的处理。如果患者被烫伤，水疱不大时可不用处理，任其自然消散；如水疱较大或皮肤有破损，应先用消毒毫针刺破水疱，放出疱液，然后将甲紫溶液涂在伤口上，并用纱布包扎，以保护伤口。

怎样利用磁疗法来降血压

磁疗法的原理是什么

磁疗法是应用磁场代替毫针刺激穴位以治疗疾病的一种方法。临床试验表明，磁疗法对Ⅰ、Ⅱ期高血压病疗效较好。其降压机制在于通过磁场作用于穴位来调节神经功能，使小动脉痉挛解除，外周阻力下降而使血压下降。同时，血液中的钠、钾、铁等微量元素顺着磁性物质，在磁场的作用下，其物理性质也发生了变化，电荷的排列方向改变，从而降低了血管阻力。另外，磁力线通过人体组织时所产生的热效应也可使血管扩张。这些变化均有助于降血压。

对于高血压，目前多用磁场强度为 600～2000 高斯 [1 高斯 = 10^{-4} 特（斯拉）] 的磁片敷贴穴位。

怎样施用磁疗法

主穴可取曲池、内关、百会、三阴交、足三里；配穴取风池、太阳、太冲、神门等穴位。也可采用变电磁法或旋磁法，每次选 2～4 穴，治疗 20～30 分钟，每日 1 次。

怎样利用气功疗法来降血压

气功的原理是什么

气功疗法主要是通过自我锻炼,来疏通经络、调和气血,使正气充沛,保持身体健康,从而达到防病强身的目的。气功对大脑皮质功能活动有良好的调节作用,可以缓解外界不良刺激引起的异常的血压升高反应;同时还能降低交感神经的兴奋性,调整自主神经功能,并有改善心血管系统功能状态的作用,使心输出量增加,功能增强。实践证明,气功是治疗轻、中度高血压的有效方法,可作为重度高血压患者的辅助疗法。

气功疗法怎样做

(1)练功前的准备。练功前 30 分钟停止工作和学习,放松身心,使情绪稳定。如果练功前情绪稳定不下来,则不宜练功。练功前要排空大小便、放松衣裤,同时必须注意保暖。吃得过饱或饥饿时也不宜练功。

(2)练功时的要点。练功时全身肌肉、关节都要放松,同时调整情绪、集中思想,将意念与呼吸结合起来,意守丹田,有意识地开始腹式呼吸,此时就会感到头脑清醒,胸部舒畅。

怎样评定练功的效果

如果练功方法正确,富有成效,患者应会感觉头脑清爽,胸部舒畅,疲劳消失,症状减轻,同时食欲大增,大便畅通。

练气功时要注意哪些不适反应

一些患者在练气功时或练完后会感到颈、腰、肩或四肢等部位酸胀僵硬，这是练功时姿势不正确所造成的，在调整姿势后不良反应会自然消失。有些患者在练功时或练功后会出现胸闷、心慌、气短等症状，这是由于没有做好练功前的准备工作而造成的。还有一些患者在练功时头晕、头胀、烦躁不安，这往往是因为初学者急于求成或不得要领所致，在领会了练功要诀之后，这些现象会逐渐消失。

怎样利用温热疗法来降血压

温热疗法的原理是什么

中医学认为，手掌中心的劳宫穴（位于中指与无名指指骨交汇处）受到刺激时有助于改善精神压力引起的高血压症状。因此，经常对该穴位进行温热刺激，可起到放松情绪、平稳血压的功效。

温热疗法怎样做

可以选用一把陶壶注入热水来温热手掌，这是因为陶壶保温效果较好，而且陶器受热后，可以散发出远红外线，使热量渗入到皮肤深处，使末梢血管扩张，加速血液循环，使血压保持在比较稳定的状态。

用陶壶温暖肚脐下方的部位也可起到降压作用。下腹中央，肚脐与耻骨之间有一个很重要的穴位叫关元穴，又叫小肠募穴，对小肠的功能反应十分敏锐。小肠是调节人体内水含量的重要器官,小肠内侧有无数皱襞,其中有丰富的血管网,如能提高小肠功能,也就提高了人体血液的调节功能,从而稳定了血压。另外,肚脐之下的部位在中医上被称为"丹田",与神经功能关系密切,加热此处,可以调整交感神经的紧张度,使心情稳定舒畅,对血压、心脏都能产生积极的影响。

如何通过活动脚踝和按摩脚趾来降血压

引发高血压的原因很多,肥胖、精神压力过大等因素均可导致高血压,下肢血流不畅也是诱因之一。脚远离心脏,所以容易形成血流不畅。如果脚部血液循环不好,为了把血从心脏输送到脚部,就要加大血液压力,导致血压上升。

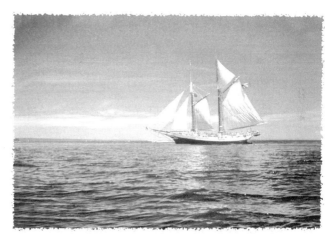

高血压患者可以采取活动脚踝和按摩脚趾的方法来改善血压状况。具体做法如下:坐在椅子上,一腿搭在另一腿上,脚踝向外转动20次,两脚交替进行;接下来按摩两脚的大脚趾,脚趾上有许多穴位有益于降低血压;握住大脚趾,一边转圈一边按揉,可促进下肢血液循环,使血压降低。

什么是稳定血压的书画疗法

　　所谓书画疗法是指通过练习和欣赏书法、绘画来达到治病目的的一种自然疗法。当患者挥毫写字或潜心作画时，可排除杂念，使郁结的肝气得以疏解，从而降低血压。

　　高血压患者进行书画疗法时没有特别的禁忌，只是每次练习的时间不要过长，以 30～60 分钟为宜。绘画时要注意自己的心情，如果情绪不佳，则不要强求。另外，饭后不宜立即伏案作画，以免食物壅滞肠胃，影响消化。

什么是洗脚疗法

　　脚部与人体经络有着密切的关系，在人体十二正经和奇经八脉之中，脚部是足三阴经及阴维脉、阴跷脉之源，足三阳经及阳维脉、阳跷脉之终，足部通过经络与人体的脏腑紧紧相连，各脏器在足部都有一定的分布区域和各自的反射区。此外，脚部还分布着丰富的血管神经组织、躯体感受器和内脏感受器。

　　洗脚疗法通过对血管、神经及感受器的刺激，借经络的传导，发挥药物的功效，可达到调节脏腑功能、防病治病的效果。洗脚疗法既有穴位的刺激作用、药液的温热作用，又有药物的药理作用。通过药液的温热作用和穴位的刺激作用，可促进血液循环，增强代谢，调节神经系统功能；药液中的药物溶解于水中，通过皮肤吸收而作用于人体。根据不同类型的高血压患者，对症下药，即可发挥洗脚疗法平肝潜阳、滋阴潜阳以及祛风化痰、滋养肝肾等治疗作用，从而达到降血压，缓解头晕、头痛等症状的目的。

什么是按摩疗法

按摩疗法，是指运用各种手法给体表经络、穴位一定的良性物理刺激，从而起到调整人体阴阳，疏通经络气血，消除各种病痛的作用。

高血压患者经常按摩，可改善大脑皮质功能，增强脑内血液循环，对血管扩张、血流通畅、降低血压、防治脑动脉硬化均有良好的作用。通过按摩，可缓解大脑紧张度，调节自主神经功能，使兴奋与抑制达到平衡，从而改善睡眠。同时，按摩还可以调整微血管的舒张状态，开放肌肉中闭塞的毛细血管，降低外周的血管阻力，解除脑部小动脉痉挛，使血压下降。临床试验已经证明，按摩可使一部分细胞内的蛋白质分解，产生组胺和类组胺物质，使人体的毛细血管扩张，从而改善血液循环，降低血压。

什么是药枕疗法

所谓药枕疗法是指将具有芳香开窍、活血通脉、镇静安神、调理肺腑、益智醒脑等作用的天然药物，经过加工处理或炮制，装入枕心之中或直接做成薄型药袋置于普通枕头上面，在睡眠时枕用，以达到防治疾病、延年益寿的一种独特的治疗方法。

药枕疗法通过药物作用、调节经络及调节心理等发挥治疗作用，适用于各种类型的高血压，能降低血压，缓解头晕、头痛等症状。但是药枕疗法药力相对较弱,收效较慢,因此使用时要持之以恒,并与其他方法配合使用,以提高疗效。

药枕中的芳香挥发物以及药物,借助头部与药枕的长时间接触,可通过皮肤、呼吸道进入人体,渗入到血脉之中,同时刺激头颈部的穴位,通过经络的传导作用,调理气血,调节脏腑功能,达到养血健脑,降低血压,缓解头晕头痛等症状的功效。药枕中的药物还可直接作用于局部皮肤黏膜,起到消炎杀菌、镇痛止痛等作用。通过枕具、气味的改变,还能起到心理调节作用,使情绪放松、心情安定,有助于改善睡眠、降低血压。

现代研究还表明,通过药物的作用以及局部的刺激等,可刺激头颈部的皮肤感受器、神经和血管,调节其抑制和兴奋过程,调节血管及神经内分泌功能,从而起到降低血压的作用。

什么是敷贴疗法

敷贴疗法是指用天然药物或泥、蜡等材料,在人体体表某一部位外敷或贴穴,通过肌肤吸收或借助对穴位、经络的刺激作用来治疗疾病的一种外治方法,也是常用的自然疗法之一。

敷贴疗法的种类很多,常用的有热敷疗法、泥敷法、蜡敷法、药物贴敷法等,高血压患者多选最后一种。药物敷贴法治疗高血压病疗效独特,通过敷贴相关穴位,可调和阴阳,恢复脏腑正常功能,稳定并降低血压,改善或消除头晕、头痛等症状。

敷贴疗法虽有很多优点，也有其局限性，其疗效较弱，最好与其他治疗方法配合应用以提高疗效；另外，外敷天然药物有时会引起水肿、过敏等，因此应在医师的指导下应用本疗法。使用敷贴疗法的注意事项如下：

（1）注意局部消毒。敷药部位要进行消毒，可用75%乙醇作局部皮肤擦拭，也可用其他消毒液洗净局部皮肤，然后敷药，以免发生感染。

（2）注意对症用药。外敷药和内服药一样，也要辨症施治，这样才能取得最佳治疗效果。

（3）正确选穴敷药。在应用药物时，所取穴位不宜过多，每穴用药量不宜太大，敷贴面积不宜过大，时间不宜过久。高血压患者常以涌泉、神阙穴为主要施治穴位。

（4）要注意外敷药的干湿度，以稠厚、有一定黏性为宜，过湿容易使药糊外溢流失，太干则容易脱落。

（5）及时处理不良反应。在用药过程中有时会出现皮肤过敏、发痒潮红、小水疱等不良反应，此时应停止敷贴，及时对症处理。

（6）敷贴法虽然可以治疗高血压病，但由于其药力较弱，只能适于病情较轻的患者，不适于重症患者。如果敷药皮肤部位有破损，也不适合采用此种疗法。

什么是色彩疗法

所谓色彩疗法是指运用采光照明、涂刷彩色墙壁、布置色彩环境和用色光直接照射等进行心理治疗的方法。生活环境中的色彩与人体健康有着密切的关系。在日常生活中科学地选择和搭配居室的色彩，不仅有益于人的身心健康，而且对治疗高血压等慢性疾病也有积极的辅助治疗意义。

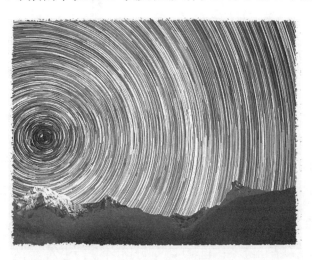

高血压患者的卧室应以淡绿色为主。淡绿色有清肝去火、滋阴潜阳、镇静神经、降低血压等作用。墙壁、窗帘等可用浅蓝色，因为浅蓝色能给人以安定清爽的感觉，并有镇静、息怒、降血压、降体温等功能，对高血压患者尤其有益。居室的灯光不宜过于明亮，以柔和的白色为宜。不要使用红色、橙色、紫色等刺激性强的灯光。居家服饰的色彩以淡雅为宜，如白色、天蓝、绿色等，对安抚患者的情绪很有益处。

经常按揉合谷穴对降压能产生什么影响

合谷穴是位于被称为"大肠经"的经络上的穴位。人们很早就已认识到，适当刺激该穴位，对高血压以及其他一些病症均有良好的防治作用。它能够起到抑制脑神经兴奋的作用，可缓解高血压患者的精神压力和情绪刺激，从而达到降低血压的目的。

合谷穴的位置很容易找到，就在手背上拇指与食指指骨的交汇处前端、稍靠近食指的地方，按压可产生酥麻感。

刺激方法：用食指和拇指夹住合谷穴部位，轻轻按揉，按揉时缓缓呼气，吸气时手不要挪动；按揉左手合谷穴 2～3 分钟，然后换右手，如此交换 4 次或 5 次。平时无事即可操作，宜长期坚持。

经常按压足三里对降压能产生什么影响

足三里自古以来就被人们认为是治百病的穴位，也是保健强身的穴位。按压足三里有调节肠胃功能、抑制兴奋、降低血压的作用，是治疗高血压病的常用穴位。

寻找足三里位置的方法有很多，这里介绍最简单的一种。曲起膝盖，用手指抵住胫骨，自脚腕处向上滑动，在接近膝部时，会触到一块稍微突出的骨头，这块骨头靠下一点与膝部外侧的圆溜溜的骨头的连接线的中央处，便是足三里穴的位置。用手按压此穴时，脚腕会有反应。

按摩足三里的方法：用适当的力量按压此穴 3 秒，吸气后再缓缓吐气，吐气的同时按压穴位。吐气时，自主神经中副

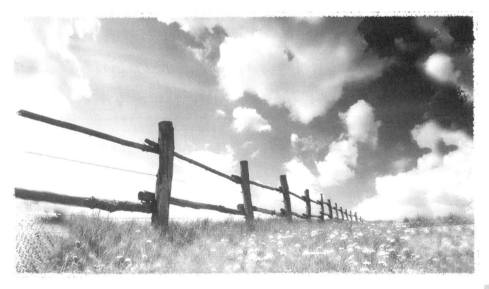

交感神经处于主传导位置，因此边吐气边按压穴位，更有益于降低血压。每天依此法按摩 5～10 次，长期坚持，有助于改善睡眠，血压也会明显降低。

经常敲打足底有什么益处

"足底敲打法"是一种健康疗法，它不仅可消除疲劳、治疗足冰冷症，更有非常好的降压效果。

由于脚远离心脏，是人体最底部的器官，所以脚部血液不容易返回心脏，容易产生血液循环不畅。如果长时间站立，脚部会有水肿的感觉。脚部有积血就会影响全身的血液循环。心脏为了推动血液循环，就要加大血液输出量，导致血管压力增加，使血压升高。

敲打脚底，会刺激脚底血管的扩张，有利于循环和消除积血。这样，血液就会顺利流回心脏，从而使血压降低。

脚底上穴位很多，中医认为刺激这些穴位可以降低血压。可以用木槌或者酒瓶，以适当的力量敲打整个脚底。脚底中心呈人字形的凹处有一个涌泉穴，相当于"肾经"经络的出发点，是调整血压的重要穴位，因此要重点敲打此穴。

敲打时，每只脚至少要敲 5 分钟，两只脚要敲打 10 分钟以上，要使脚部有温暖、血液流通的感觉。

高血压患者
生活宜忌

对于高血压患者来说，除了坚持药物治疗外，学会自我调节情绪，经常保持一个平和的心境也相当重要。

高血压患者的情绪调节

高血压患者为什么应学会调节情绪

生气、发怒、紧张、激动都会使全身小血管收缩，导致血压迅速升高，心率加快，心肌耗氧量增加。如果是高血压患者遇到此种情况，就会在原有病变的基础上，使病情突然加重，甚至可能诱发心肌梗死、脑出血等恶疾。因此，对于高血压患者来说，除了坚持药物治疗外，学会自我调节情绪，经常保持一个平和的心境也相当重要。想让自己有个好心情，日常生活中就要坦然面对一切，凡事要冷静处理，对人要宽宏大量，避免与人冲突而引起心里不痛快。总之，有一个好的心情，才更有利于养生保健。

为什么保持笑口常开对高血压患者非常重要

笑是人们生理健康和心理健康的标志之一。研究表明，笑能促使人体的膈膜、心脏、胸部、腹部和肝脏等器官进行运动，起到消除呼吸系统中的异物，刺激胃肠道，加速血液循环，提高心跳频率的作用，改善紧张、厌烦等不良情绪；笑还能促进肾上腺素的分泌,对机体有益。因此,高血压患者宜笑口常开。需要注意的是,高血压患者不要突然大笑,以免引起血压猝然升高。

高血压患者如何做到自我放松

紧张的生活节奏和大起大落的情绪是高血压患者病情恶化的最主要诱因,因此,学会自我放松,防止持续的紧张状态,能够有效帮助降压。那么,怎样才能自我放松呢?

(1)轻缓起床。早晨醒来后,可先在床上躺一会儿,不要立即起身;起身动作应当缓慢,以悠然的状态穿衣和洗漱,使身体的功能慢慢恢复到活跃状态。

(2)早餐后小坐一会儿。早餐后,血液补给肠胃需要,大脑供血有所不足,如果马上从事其他活动,容易出现头晕等症状,因此,早餐后最好静坐一会儿后才去做其他的事情。

(3)避免长时间连续讲话。科学证明,连续不停地讲话

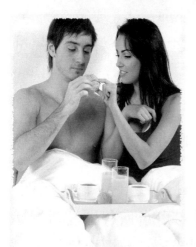

会使血压升高,因此,高血压患者连续讲话最好不要超过 30 分钟。如不可避免长时间讲话,可在讲话中间稍事休息。

(4)乘车时闭目养神。在乘车时,高血压患者可抓住这段时间闭目养神,以摆脱嘈杂环境的干扰。

(5)午饭后小憩一会儿。午饭后,高血压患者宜小憩半小时,无条件者,坐着打个盹儿也可以。午饭

后的休息有助于调节血压,使血压有所下降。

(6)晚饭后散步。吃过晚饭后,可走出家门,到环境宜人之处,如公园、河边等地散步半小时左右,可放松身心,同时有助于睡眠。

高血压患者经常唱歌有什么好处

唱歌既是一种娱乐身心的休闲活动,也是一种腹式呼吸的方法。唱歌时,人基本都是在腹式呼吸,吸入的新鲜氧气能到达身体的各个部位,可以使全身脏器功能变得活跃起来。

另外,腹式呼吸是一种能使腹部膨胀的呼吸方法,所以对胃肠道特别有益,胃肠道功能得到改善后,就不会产生胀气,人自然就有了食欲,同时又能有效治疗便秘。不仅如此,长时间的腹式呼吸还有降低血压的作用。根据临床报告,高血压患者,特别是由情绪紧张引起的血压升高,利用腹式呼吸法,能使血压降低 20 mmHg。需要注意的是,只靠声带发声的唱法没有什么治疗效果;而且,唱歌重在坚持,不可三天打鱼、两天晒网。

高血压患者为什么不宜听刺激性音乐

音乐可以调节人体的神经功能,使人的心情舒畅,但如果长时间听节奏强烈的音乐(如摇滚乐),会造成耳内末梢神经紧张,出现血管微循环障碍,使人体血液循环失调,导致血压升高。因此,高血压患者不宜听过于激烈的音乐,而应选择比较柔和的音乐。另外,听音乐时不要长时间戴耳机,因为耳机也会压迫末梢血管，引起人体内部血液循环失常，使血压升高。

高血压患者经常赏花有什么好处

赏花疗法是通过赏花卉、闻花香来达到治病养生的一种自然疗法。五彩缤纷的颜色、沁人肺腑的花香，能调节人的紧张情绪，解除疲劳，消除郁闷，给人带来喜悦的心情。

高血压患者常常赏花，还能逐渐克服急躁的情绪和紊乱的心理，有助于稳定和降低血压，可缓解头晕等症状。不同种类的花卉、植物可散发出不同的香气，花卉的芳香不仅令人头脑清醒，心情舒畅，还含有能净化空气和杀菌的芳香油。当挥发性的芳香分子与人们的嗅觉细胞接触后，会产生不同的化学反应，有助于调和血脉，消除神经系统的紧张和身心疲劳，从而降低血压。

赏花疗法十分简单，在花园中散步 15～30 分钟，每日 1 次或 2 次即可。需要注意的是，对花粉过敏的人不宜采用此种疗法。

高血压患者经常垂钓有什么好处

垂钓活动既是一种娱乐，又可以达到保健治病的目的，是高血压患者健身娱乐的好选择。垂钓的地点宜选在河边、湖边等场所，因为这些地方通常比较幽静，能使人产生心旷神怡的感觉。此外，鱼未上钩时，垂钓者全神贯注，心思全在鱼钩上，这与气功强调的入静有相似之处。钓到鱼后，垂钓者兴高采烈,还会获得一个好心情。因此,经常钓鱼对治疗神经衰弱、高血压、冠心病等均有一定的辅助作用。

高血压患者为什么不宜扭秧歌

扭秧歌是一种大众化的娱乐活动,尤其受东北人的喜爱,但是这种活动鼓点节奏快而有力,容易使人兴奋,使心跳加速,导致血压急剧上升、红细胞数激增、血黏度增加。如果高血压患者经常参加此项活动,容易使血压不稳,不利于病情的好转。

高血压患者下棋时应注意什么

下棋是锻炼智力的一种活动,对于那些智力出现衰退、注意力不集中的老年人来说,下棋是最好的治疗方法。但如果患有高血压,下棋则要适度。首先,下棋时间不宜过长,以免使运动功能减退。另外,下棋时不要争强好胜,不要为一兵一卒而争得面红耳赤,这样会提高交感神经的兴奋性,使心跳加速,血压升高。只有把握好以上两点,高血压患者才能健康愉悦地享受下棋的乐趣。

高血压患者观看球赛时应注意什么

在高血压患者中,有不少人是球迷。在激烈的比赛中,他们的情绪会不自觉地随着比赛的进展而变化,一会儿激动亢奋,一会儿低落懊丧。然而,这种情绪上的大起大落对高血压患者来说是十分危险的，会引起呼吸加快，心跳加速，容易造成血压突然升高，甚至有导致猝死的可能。

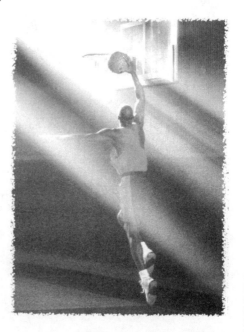

因此，高血压患者在观看球赛时一定要学会控制自己的情绪，保持平和轻松的心情。如果感觉难以控制情绪，最好短暂回避，去活动一下或吃些东西，等身心放松下来后再继续收看。

高血压患者日常生活中应注意的问题

为什么高血压患者不宜过急起床

高血压患者早晨醒来时，不必急于起床，可在床上仰卧，稍稍活动一下头颈部和四肢，使肢体肌肉和血管平滑肌尽快恢复张力，从而适应起床时的体位变化，避免头晕。活动完手脚后，可慢慢坐起，先活动一下上肢，再下地活动，这样血压就不会有太大波动。

午饭后小憩对稳定血压有什么好处

午饭后适度卧床休息不仅可以帮助营养物质的消化吸收，而且对维护心血管功能很有效果。因为午饭后，胃肠蠕动加快，输送到胃肠内的血量大大增加，而相应其他器官的供血量就有所减少。此时，如果从事体力或脑力活动都会增加心脏的负担。大量实验表明，饭后静卧30分钟，血压就会下降20～30mmHg，可使心脏和血管得到适当的休息。

因此，医学家建议，为了稳定血压，患者吃饭时速度可慢些，待充分休息后再进行活动。

睡前坚持哪些习惯对高血压患者有益

高血压患者除养成按时就寝的习惯外，在上床前还应做到用温水烫脚，然后按摩双足心，这不仅可以促进血液循环，解除一天的疲乏，还可以达到少用或不用安眠药就可自然入睡的效果，从而保证患者获得良好的休息，有助于稳定情绪、降低血压。

高血压患者在夜间要注意什么

虽然夜间血压较低，但高血压患者也应注意以下事项：

（1）睡前应避免情绪激动、看书过久、娱乐过度、精神紧张等，否则会影响睡眠，从而影响对病情的控制。

（2）睡前不宜进食、饮酒、喝茶或吸烟，以免血管收缩、血压升高。老年患者睡前不宜服用安眠药，以免出现头晕、步履不稳等情况。

（3）高血压患者不宜独居一室，特别是有严重并发症的高血压患者，夜间应有人陪伴，出现意外时能及时救助。

（4）夜间高血压患者易发生急性心肌梗死，此时，应立即采取人工呼吸等急救措施，切忌随意搬动患者。

高血压患者如何避免失眠

保证睡眠质量重要性在哪里

睡眠是人体所必需的生理过程，是身体健康所不可缺少的因素。睡眠对高血压患者的影响很大，因为如果患者夜间休息不好，第二天血压一定会升高，所以高血压患者要保证睡眠的时间和质量，必要时可加服镇静及安眠药，以使血压维持在正常范围内。

怎样保证睡眠质量

为保证睡眠质量，高血压患者在睡前应注意以下几点：

（1）晚餐应进食清淡易消化的食物，进食不宜过多过饱，避免过量饮酒，以免因饱胀不适影响睡眠。

（2）临睡时用温水洗脚有助于安眠。

（3）睡眠前不要看书看报时间过长，更不要看情节紧张或使人激动、兴奋的读物、电视或电影。

（4）午睡时间不宜过长，以免影响夜间睡眠。

为什么老年高血压患者不宜仰卧睡眠

老年人舌根底部及咽喉部的软组织非常容易松弛，如果采用仰卧姿势睡眠，很容易堵塞呼吸道，导致缺氧。如果长时间缺氧，可使动脉壁的内皮细胞通透性增加，血管壁内膜下的脂质沉积，促使动脉粥样硬化，加重高血压患者的病情；当人的脑组织缺氧时，还可导致脑动脉舒缩功能减退；心肌缺氧则可诱发心绞痛、冠状动脉粥样硬化和供血不足，并使各种病情不断加重。因此，老年高血压患者不宜仰卧睡觉，睡觉时的正确姿势为右侧卧。

枕头过低或过高对血压有怎样的影响

科学研究表明，枕头不宜过高或过低，一般可按下列公式确定合适的高度：枕头高度 =（肩宽 – 头宽）/2。若不用枕头或枕头过低，则流入头部的血液就会增多，这对高血压患者来讲是很不利的；另外，如果侧卧时头部与床面间的距离为 6～15 厘米，颈椎就会侧弯，容易发生痉挛，出现"落枕"的现象，影响睡眠。如果枕头过高，则血液向头部的流动就会变得困难，造成头部供氧不足；而且颈椎容易悬空，产生酸痛，不利于睡眠。

睡觉时盖过厚的被子为什么不利于降低血压

人在睡眠时血压会下降，可减轻血管负担。人在睡觉时生理功能降低，各器官所需求的供血量减少，心脏的负担降低，所输出的血量也就会减少，如此一来，末梢血管的阻力就会变小，血液能顺利流通，血压自然就会下降。但即使在休息时，一定量的血液流动和氧气补给对于维持生命也是必不可少的。如果此时所盖的被子过于厚重，氧气的消耗量就会增多，为了补偿这种消耗，身体就会强迫心脏维持输出，这样一来，即使夜间睡觉时，人的血压也会居高不下，不利于患者病情的稳定和恢复。

高血压患者为什么不可忽视打鼾

许多高血压患者都爱打鼾，许多人认为这是正常生理现象而不加以重视，事实上，打鼾易引发呼吸暂停现象，对高血压患者的威胁性确实不小。少于 10 秒的呼吸暂停不会影响动脉血液中的氧含量，属于正常现象；但如果一次暂停达 10 秒钟以上，则会对身体产生很大的危害。

呼吸反复暂停，将产生缺氧及二氧化碳潴留，可引起肺动脉高压；中枢神经系统缺氧可导致交感神经兴奋，释放肾上腺素升压物质，使周围血管收缩，血压上升；同时，如果发生呼吸暂停，患者会因憋闷而转醒，如果这种情况反复出现，就会影响患者的睡眠质量。

因此，阻塞性睡眠呼吸暂停可使冠心病、脑血管意外的发生率大大提高；如果高血压患者合并有左心室肥厚，则容易因交感神经兴奋、缺氧和高碳酸血症引起心律紊乱或猝死。因此，高血压患者千万不可忽视打鼾现象，要及时向医师咨询缓解的办法，并采取应对突发状况的措施。

高血压患者为什么要防止清晨过度疲劳

一般来说，心脑血管疾病往往多在早晨发作，原因之一就是在上午 11 点前，人的血压至少要比其他时间高出 5 mmHg。为了避免出现清晨疲劳，除尽量少参加前一天晚上的应酬性聚会外，每天工作结束后，还应把书房或办公室收拾得井井有条，以免第二天早上看到纷乱的工作场所影响情绪，导致血压上升。此外，室内还应保持窗明几净，这也会给人带来好心情，有助于稳定血压。

为什么说高血压患者不宜长期卧床休息

有些高血压患者会陷入一种认识误区,以为多睡觉、多卧床休息,减少活动和消耗,就会有利于身体的恢复。其实这种看法是错误的。

高血压是一种慢性病,会使身体器官功能日趋衰退。有些人患病后,就常常躺在床上,焦虑不安,思想过度紧张,甚至整天哀声叹气,情绪低落,这种情绪本身就不利于平稳血压。另外,由于脑组织要消耗大量的葡萄糖、氧气、脑卵磷脂、氨基酸等能源物质,如果长期卧床,会造成大脑暂时的营养不足,以致产生头晕、浑身乏力等症状,造成体力下降。长期卧床还会降低胃肠功能,导致食欲不振、营养缺乏等症状,对疾病的治疗非常不利。更为严重的是,如果人的肢体总是不活动,可能造成肌肉萎缩、骨骼变脆和关节灵活性下降,最后导致肢体僵化。患者长期卧床不动,血液循环会变得缓慢,而血液是为身体各组织器官供给营养、供给氧气的通道,如果循环不通畅,会使全身健康受损,还会导致其他疾病的发生。一般人的身体内分泌比较均衡,通常是白天较高,夜间较低。如果总是睡觉,就会扰乱生物钟,扰乱内分泌系统的正常功能。如果能经常外出活动,使新鲜氧气参加人体的生化代谢活动,有利于蛋白质的合成和免疫功能的增强,对身体康复很有好处。

总之,高血压患者不宜睡懒觉或整天待在室内甚至卧床不起,而要根据个人情况进行力所能及的活动。大量事实证明,患者每天坚持3次、每次20分钟的户外活动,就能明显改善身体各器官功能。

高血压患者为什么不可忽视便秘现象

不少高血压患者同时患有便秘,如果能治好便秘的毛病,则对降低血压很有好处。便秘能引起腹胀、腹痛等各种症状,这些症状会促使人产生紧张情绪,使血压升高。便秘时,肠内有害细菌会增加,产生氨、吲哚等有害物质,对血压和身体各器官都会产生不良影响。另外,如果高血压患者有便秘现象,每次如厕用力排便,会使血压升高 40 ~ 50 mmHg,有引发脑卒中的危险。

老年高血压患者如厕时应注意哪些问题

（1）老年高血压患者夜里上厕所时,要注意三个"半分钟",即:先在床上躺半分钟;然后起身坐半分钟;再两腿下垂半分钟。经过这三个"半分钟",高血压突然发作的危险性就被大大降低了。

（2）老年高血压患者不宜长时间如厕。老年高血压患者长时间如厕很容易导致意外的发生,最常见的是由于大便费力,蹲便过久后突然起立,引发心肌梗死,造成猝死;其次是小便久立又没有扶靠,结果发生排尿性昏厥而摔倒。为了避免这类意外,老年高血压患者首先要注意定时大便,防止便秘;其次,大便时不要过于用力,蹲的时间不要过久;另外,厕所里要有扶手等安全设施,灯光也要明亮。

（3）老年高血压患者宜采取坐姿排便。采取蹲姿排便会使腹股沟和腿窝处的动脉血管的曲折度大大减小,下肢血管的严重弯曲会阻碍血液流通,如果此时因用力排便导致腹压升高，就会使血压急剧升高，很容易造成脑部血管破裂出血，甚至会威胁生命。而如果采取坐姿，下肢弯曲度可在90°左右，血液流通不会受到太大影响，即使用力排便，也不会造成血压骤然升高，可有效防止意外的发生。

（4）老年高血压患者还要注意一点，在大便后起身时，由于头部血液供应减少，血压下降，容易发生意外。因此，大便后站立时要缓慢，不可过于迅速。

高血压患者应如何控制体重

肥胖是高血压的发病原因之一，体重较重的高血压患者应充分认识超重、肥胖的危害性，自觉地与医师配合，有效地控制体重。

减肥的方法主要是控制饮食和增加锻炼。一般来说，轻度肥胖者可以不必过分控制进食量，但要避免额外食物的摄入，如点心、糖果及含糖饮料等，同时注意适当增加劳动和体育锻炼，以每月减轻0.5～1千克体重为目标，直到恢复至正常标准。中度以上超重肥胖者，应严格控制进食量，饮食应以低热量食物为主，如水果、蔬菜等，要减少主食摄入，并严格限制高脂肪、高糖类饮食。

在控制饮食的过程中，要本着循序渐进的原则，如果突然大幅度减少食物的摄入，容易造成营养不良，出现头晕、无力和其他不良反应，不但损害身体，还达不到很好的减肥效果。另外，控制体重贵在坚持，如果体重降下来后就不再重视饮食习惯，大吃特吃，体重会很快恢复到原来水平。只有养成良好的饮食和运动习惯，才能健康减肥，让身体处于健康的状态中。

天气寒冷高血压患者需怎样防寒

寒冷对高血压的影响极大，因此高血压患者一定要注意以下几点：

（1）不宜突然到寒冷的地方去。从温暖的室内到寒冷的室外，要注意更换衣服。

（2）穿着不宜过多、过厚。外出防寒是很重要的，但如果穿着过多过厚，就会因沉重使人疲劳。因此应尽量选穿既轻松、又保暖的羽绒类棉服。

（3）早晨醒来时不要马上离开被褥，可先在被窝中活动一下身体再出被窝，这样可防止因为温差导致的血压升高。

（4）早晚洗脸刷牙时要用温水，以免冷水刺激血管，引起收缩，导致血压升高。通常，以 30～35℃的温水洗脸、漱口为宜。

（5）外出时应做好防寒准备，戴好手套帽子、围好围巾、穿好大衣。

（6）在等车时可原地稍作活动，以免身体尤其是面、脚等部位受冻。

（7）沐浴时，室内温度不宜过低，可放热水使室内温度升高再入浴。

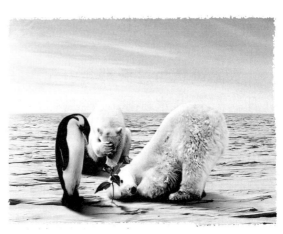

（8）夜里尽可能不去室外厕所。如无室内卫生间，夜间尽可能少去厕所，以免因忽冷忽热使血压发生急剧变化。最好在室内准备一个排尿器。

即使暑天高血压患者为什么也不能洗冷水澡

炎炎夏日，酷热难当，许多人都喜欢洗个冷水澡来防暑降温。但是，洗冷水澡对于高血压患者来讲，却是不合适的。

高血压患者的周身血管和心、脑、肾等脏器都有不同程度的病变，比如小动脉透明样变性，大、中动脉出现硬化，心肌肥厚等；另外，一些高血压患者的脑内可形成许多小动脉瘤，一旦破裂便会引起脑出血。在此种情况下洗冷水澡，寒冷的刺激会使外周血管痉挛，回心血量增多；体内儿茶酚胺释放增强，还会使血管进一步收缩，血压继续升高，使本已发生病变的心、脑、肾的负担进一步加重。

因此，高血压患者不要洗冷水澡，否则非但起不到健身的作用，反而会加重病情，甚至引起危险。

高血压患者在洗温水浴时应注意什么

水温过高与过低都会引起皮肤血管的收缩，从而使血压上升。只有温水能够减轻高血压患者的交感神经兴奋性，有助于降低血压。但高血压患者在享受温水浴时，也应注意下列事项：

（1）饭后不宜立即洗温水浴。因为吃饭后，会有大量的血液流向消化系统，如果高血压患者饭后马上入浴，会因皮肤血管的扩张和血流量的增加导致大脑和心脏的供血减少，发生心、脑血管意外。

（2）洗澡时动作不宜过快过猛。高血压患者的血管都有不同程度的硬化，如果动作过快过猛，容易发生脑血管意外或心肌缺血。这一点，老年高血压患者尤其要注意。

（3）洗澡时间不宜过长。特别在使是用煤气、天然气等热水器的浴室内，时间如果过长，氧气含量会明显下降，二氧化碳的含量则明显上升，容易诱发心绞痛。

（4）酒后或疲劳过度时不宜洗澡。酒后洗澡可使血液中的葡萄糖因全身活动和血液循环加快而大量地被消耗，同时，乙醇（酒精）还会妨碍血液中葡萄糖含量的恢复。因此，酒后洗澡易引起休克，甚至危及生命。

（5）不宜到公共浴室去洗澡。公共浴室的水温通常都比较高，明显超过体温，而且一般的公共浴室通风设备都比较差，会让人觉得闷热，呼吸不畅。在这种环境下，血压会明显上升，甚至造成不良后果。

经常做日光浴有什么好处

所谓日光浴，是按照一定的时间和顺序让人体皮肤表面直接接受阳光照射。在进行日光浴时，红外线能使皮肤表层的血管扩张，促进血液循环，使心脏的搏动更加有力，身体的新陈代谢更加旺盛，对早期高血压有很好的治疗作用。

需要注意的是，每次日光浴日晒时间不宜过长，而且应本着循序渐进的原则进行日光浴。

高血压患者在夏季使用空调要注意什么

在夏季，不少高血压患者想了很多防暑降温的方法，结果不但血压没有降低，反而升高了一些。经过调查才发现，原来问题就出在空调上面。一些高血压患者在夏天降低了用药剂量，但却每天呆在仅相当于春秋季节温度的空调房中，血压自然会升高。因此，为了自身病情着想，高血压患者吹空调时不宜将温度调得太低，以 27～28℃为宜，同时需要注意调整药物的用量，保持血压的稳定。

为什么高血压患者的衣着要做到宽松舒适

老年高血压患者衣着强调"三松"：首先，裤带宜宽松，不要将皮带扎得过紧，也不要用收缩式皮带，最好采用背带；其次，穿鞋宜宽松，鞋子宜宽大、柔软、舒适，平时可穿布鞋；第三，衣领宜松，尽量不系领带，系领带时也不要系得过紧。

医学研究表明，高血压患者常伴有动脉粥样硬化症，血管内腔变窄。此时如过分将身体勒紧，则会增加血液循环的阻力。在这种情况下，为了保证正常的血液循环，心脏不得不加大功率，从而导致血压升高。如果血压突然升高，可能导致严重的后果。因此，高血压患者特别是老年患者，在衣着方面要注意以自然、舒适为度。

老年高血压患者为什么不宜穿高领服装

在人体颈部平喉头的动脉处，有一个压力感受器，可以感受压力刺激,在受到压迫或牵拉时会引起兴奋。通常,在颈动脉窦受到牵拉兴奋时,通过舌咽神经第一支至延髓的循环中枢,使迷走神经兴奋,从而导致心率下降、血压下降,一般收缩压及舒张压下降程度均可在 10 mmHg 左右;兴奋从延髓扩散至大脑,造成血管收缩,还会对人体造成其他的伤害。由于老年人的动脉常有粥样硬化的现象,由此可导致颈部动脉窦局部硬化和过度敏感,当衣领挤压到颈部时,很容易引起迷走神经反射亢进,使心率和血压骤降,造成脑供血不足而发生晕厥,导致严重的后果。

因此,患有高血压的老年人,尤其是有动脉粥样硬化的老年人,要尽量避免穿高领服装。

长期吸烟是怎样导致高血压的

一支烟中含尼古丁5.15毫克、氨1.6毫克、氰酸0.03毫克,烟雾中还含有 3% ~ 6% 的一氧化碳。尼古丁对神经系统、心血管系统的毒害是显而易见的,它会使血管运动中枢兴奋,使小动脉收缩,从而增加周围阻力,致使血压升高。除此之外,吸烟时所产生的烟碱和一氧化碳可加速动脉粥样硬化和血栓的形成,促使儿茶酚胺和加压素分泌增多,使心率加快、心律失常、血压升高。

研究表明,吸一支烟后,人体内会发生如下变化:血压上升 10 ~ 25 mmHg,皮肤温度降低,毛细血管收缩,心率每分钟增加 5 ~ 20 次。由此可见,吸烟对人体的危害极大。然而,许多老烟民(其中包括不少高血压患者)为什么没有觉得身体有什么异常呢? 这是因为,这些人的身体对尼古丁有了一定的耐受性，所以短时间内才没有发生急性中毒。但如果一旦隐患发作，则将势不可挡，身体很可能在短期内就面临着崩溃的危险。所以说，不管是否是高血压患者，都应该及早戒烟。

有高血压的人为什么不宜搬拿重物

高血压患者不宜去搬动重物，尤其是那些接近甚至超过自己体能极限的东西。因为高血压患者如搬动重物，突然间增大运动量，氧气的消耗量就会随之上升，从而加大血液循环量，使血压升高。待搬运结束后，氧气的消耗量迅速下降，血压也随之降低。在血压的一升一降中，患者的病情也在不知不觉中加重了。另外，在搬运的过程中，骤然升高的血压对于患者来说无疑是雪上加霜，超过危险临界点的可能性非常大，很容易出现意外。特别是常年患有高血压，一直使用药物控制的患者，心脏与血管功能减弱、脆性增加，稍有一点儿过分用力，就可能造成血管破裂出血，导致严重后果。所以，高血压患者应量力而行，切忌搬拿重物。

老年高血压患者为什么不宜猛然回头

老年人猛回头时，椎动脉会因颈部猛然转动而受压变细，如果椎动脉原来就有病变，则会更加窄细；另外，颈部交感神经受到突然刺激会导致脑血管痉挛。这些情况都会使脑部的供血量减少，使脑血管的血流速度减慢，轻者可发生暂时性脑缺血，出现头晕、恶心、呕吐、耳鸣等症状；重者会形成椎动脉血栓,导致一侧活动失调,面部疼痛感消失,甚至可能出现偏瘫。高血压患者比健康人发生这些意外的可能性更大。因此,老年高血压患者在日常生活中应谨记:不要猛然回头。

高血压患者为什么不宜过久直立

当人站立时,由于地心引力的作用,心脏排出的血量要比平躺时每分钟减少 10% ~ 30%,个别情况下减少量还会更多。为了适应这一急剧变化,动脉血管就会反射性地收缩、变窄,使其容量与心输出量接近。待心输出量恢复,动脉血管的容量仍会保持增大的状态。如果站立时动脉血管不收缩的话,就会出现低血压,导致大脑缺血,有发生休克的危险。动脉血管的这种适应能力叫做血管应力反应。

但这种反应是有一定限度的。如果 24 小时内,人直立的时间超过 16 小时,动脉血管的应力反应就会加大心脏负荷。当这种应力反应调节功能因长期紧张而失控时,就可能引发高血压。对已经患有高血压的患者来讲,过久直立危害更大。因此,高血压患者不要过久直立,休息时可采取卧位,哪怕只有几分钟也有很大益处。保持坐位时要把双腿抬高,以增加回心血量,每次 15 ~ 20 分钟,这对从事站立或行走工作的高血压患者很有好处。

拔牙为什么要在血压正常情况下进行

通常来讲,有心脏病、高血压的人最好不要拔牙。尤其是心、脑、肾等器官已经发生器质性病变时，更不要拔牙，以免发生"高血压危象"。

一般的高血压患者应根据血压高低、血压是否稳定、有无自觉症状、本人精神是否紧张来决定是否可以拔牙。如有自觉症状或血压超过 180/100 mmHg 时，应先采取降压措施，待血压下降后再拔牙。拔牙前要精神放松，以免血压上升。

经常梳头对高血压患者有什么好处

中医学认为，人体内外上下、脏腑器官的互相联系，气血输养，全靠经络这"中间人"在起作用。经络遍布全身，无处不到，所以气血能通达全身，发挥其生理效应，营养组织器官。抗御外邪，保卫机体。人体中有十二经脉、奇经八脉等许多经络，这些经络或直接地汇集于头部，或间接地作用于头部。所以，通过梳头，内练精神，激发元气，外导经络，疏通气血，可使精神脏腑得到修整，全身气血得以疏导，从而起到滋养和坚固头发、健脑聪耳、散风明目、防治头痛等作用。

现代研究表明，头是五官和中枢神经的所在，经常梳头，加强对面部和头部的摩擦，能疏通血脉，改善头部的血液循环，使头发得到滋养，光润乌黑，发根牢固；能明目聪耳，缓解头痛，预防感冒；有助于降低血压，预防脑出血等疾病的发生，同时也可促进大脑和脑神经的血液供应，增强其功能，起到健脑提神、解除疲劳等作用。

因此，高血压患者宜经常梳头。梳头时，应长期坚持，每天早、中、晚各 1 次，每次梳理以 2~3 分钟为宜。梳头动作宜轻柔，以轻松舒畅为宜。

常发"叹息"对高血压患者有什么好处

现代社会，竞争越来越激烈，人们所承受的压力也越来越大。烦闷之时，人人都免不了发出一声叹息来发泄心中的郁闷。有些人认为叹息是一种消极悲观的表现，因此常常强行把叹息压抑在心中。其实，这种做法并不可取。因为从生理学上角度来讲，叹息对身体是有益处的。

临床实验证明，一个人在发出几声叹息后，收缩期血压可下降 10～20 mmHg，舒张压可下降 5～10 mmHg，使呼吸和心跳减慢，在改善高血压症状的同时，还能使心理紧张状况得到暂时缓解。因此，高血压患者在心绪烦闷的时候，不妨痛痛快快地叹息几声。

清静的环境对高血压患者有什么益处

这里所说的"清静的环境"，主要是指没有噪声污染的居住和工作环境。科学研究表明，高于 85 分贝的声音会对人体的神经系统和心血管系统产生明显的损害，是导致血压升高的重要原因之一。因此，高血压患者宜生活在一个比较清静的环境中，在居室内外栽花种树，把房间收拾得干净整洁，这样做可以消除紧张情绪，缓解疲劳，降低血压。

需要指出的是，所谓的清静也是相对而言的，并不是越安静越好。如果人长期处于异常寂静的环境中（低于 10 分贝），人的脑神经就会变得迟钝，心理上也会产生不良反应，对高血压患者的康复不利。

高血压患者为什么不宜长时间接打手机

如今，手机已经成为人们生活的必备用品，但大量事实证明，手机所发出的射频磁场可使接听者血压升高，持续35分钟的射频电磁场辐射一般会使血压升高 5 ~ 10 mmHg。因此，高血压患者在使用手机时应当注意控制时间，以防止身体受到损害。

高血压患者为什么不宜长时间看电视

长时间看电视会造成哪些伤害

看电视已经成为人们生活中不可或缺的娱乐方式，但是，电视对人体的健康却有一定的影响。电视在工作时，显像管发射出的一种较强的电子束会对身体造成损伤，对血压的影响尤为明显。

长时间看电视后，还会导致机体的耗氧量增加，神经系统疲劳及感官能力减退，使人的工作效率下降。研究表明，连续看电视 5 个小时以上，血压明显升高。没有高血压的人在停看电视后，血压即能恢复正常；但对于高血压患者来说，这种升压反应却能持续 10 ~ 15 小时，一些患者还会出现颅内刺激症状，甚至诱发脑卒中等。根据调查，所有高血压患者在看完电视后，血压都会上升，大约有 1/3 患者的血压直至次日还不能恢复到原有水平。

初步研究认为，造成升压反应的原因除了精神上的应激反应之外，闪光和声音的刺激也是重要因素。

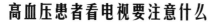

高血压患者看电视要注意什么

高血压患者在看电视时一定要注意以下几点：

（1）每次持续看电视的时间不宜太长，一般不要超过2小时，而且中途应休息片刻，活动一下肢体。

（2）看电视时，室内光线不宜太暗，最好是有较弱的侧光照明。

（3）避免电视画面闪烁跳跃，少看恐怖悲切的情节的电视节目，高血压患者尤以不看此类节目为宜。

（4）看电视时如出现不良反应，应及时停看，以免造成不良后果。

（5）看电视时离电视距离不得少于1.5米，眼睛视线的水平高度以高于电视机屏幕中心13°为佳。

高血压患者为什么不宜趴在床上看书或看电视

有些人喜欢趴在床上看书、看电视，这对于没有高血压的人而言，并没有什么，但对于高血压患者却非常不利。长时间在床上看书、看电视，会压迫腹部肌肉，使人无法进行深呼吸，从而导致血中氧分不足，肌肉发生收缩，造成血压升高；同时，在床上看书、看电视使血管压力加大，严重者可能导致血管破裂，

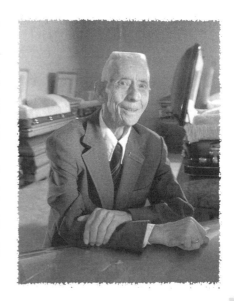

老年高血压患者出现这种情况的概率更大。因此，高血压患者，尤其是年龄较大的高血压患者不应该趴着看书看电视。

老年高血压患者在麻将娱乐中应注意什么问题

打麻将是老年人喜爱的一种娱乐活动，它能调节精神、丰富生活、开动脑筋、延缓机体内部器官老化，如果适当娱乐，对身心健康是有一定好处的。但老年人体力较差，如果打麻将成瘾，会给身心健康带来极大的危害。对于患有高血压的老年人而言，打麻将必须注意以下几点：

（1）忌饭后立即"开战"。老年人的消化液分泌减少，消化功能不如年轻人，饭后应稍稍休息，让血液更多地供应肠胃，以促进食物的消化吸收。如果放下饭碗就打麻将，劳身劳神，就会影响肠胃的血液供应，导致消化不良和肠胃疾病。

（2）忌坐时间过久。如果打麻将一坐就是半天乃至一天，就会造成下肢血液回流缓慢，出现麻木、疼痛、水肿等症状，甚至发生下肢静脉血栓，导致血压升高。因此，打麻将不宜过久，并且需要经常起身活动一下。

（3）忌情绪波动。老年人的血管弹性差，有的患有动脉硬化、高血压、冠心病等血管疾病，如果过度兴奋、紧张，则会刺激体内交感神经，使心跳加速，血压升高，容易诱发脑卒中（中风）等疾病。所以，应把打麻将当做一种消遣，保持平和的心态，不要把胜负看得太重，更不应赌钱。

（4）忌熬夜打麻将。老年人生理功能减退，容易出现疲劳，而且不易恢复。因此，应保证充分的睡眠时间，不宜熬夜打麻将，否则会导致身体系统功能紊乱，使血压升高，甚至发生意外。

（5）忌忽视洗手。人到老年，身体的免疫功能减退，抗病力差，一旦遇到微生物感染就容易发病，而麻将正是细菌传播的活跃渠道，因此，打完麻将后应立即洗手。

高血压患者结婚应注意什么

一般说来，高血压患者若有结婚的打算，需要根据自身的病情，结合医师的意见谨慎定夺，只有这样，才能选择最佳的结婚时机，留下美好的回忆。如果是由慢性肾炎、甲状腺功能亢进等疾病引起的继发性高血压，患者最好在彻底治愈这些疾病后再结婚，否则会因婚事劳累或婚后性生活而加重病情。原发性高血压患者如果血压控制情况较为理想，没有严重的并发症，在坚持用药的情况下是可以结婚的，但应注意的是，结婚前后不能过度劳累，以防血压持续升高。

过度纵欲对高血压患者有什么不利影响

现代医学表明，人在进行性生活的过程中，血压会有显著的升高。正常人尚且如此，那些本来就患有高血压的人在性活动中，血压升高得更加明显，如性生活过度，则有加重病情的风险。因此，高血压患者在性生活方面，要注意以下事项：

（1）性生活的频率应根据病情的轻重和体质状况而定。一般说来，Ⅰ期高血压患者病情较轻，没有明显的症状，可不必过分限制性生活，每周可1次以上。Ⅱ期高血压患者，已经伴有轻度的心、脑、肾等脏器损害,此时性生活应有所节制,以半个月 1 次为宜,而且性生活应在降压药物的保护下进行。性生活开始前可先测量一下血压,如血压较高,可舌下含服硝苯地平(硝苯吡啶)10 毫克,15 分钟后再进行性生活。Ⅲ期高血压患者病情较重,血压较高,而且居高不下,心、脑、肾等重要器官严重受累,并发症也较多,此时即便是有性生活也需小心,如果症状明显,则应停止性生活。

（2）在性生活的过程中,动作宜缓慢,以免造成血压骤然升高。

（3）饮酒、过食、吸烟、过度紧张、焦虑等因素,都可以使血压暂时性升高,遇到这些情况时,患者应避免过性生活。

（4）高血压患者的性生活应尽可能安排在清晨。早晨起床前血压水平较低,而且经过一夜的睡眠后,精力也比较充沛,再加上清晨人体中性激素水平较高,都有利于进行性生活。

高血压患者的工作与出行

高血压患者在工作中的原则是什么

一旦工作时间过长，生活节奏被打乱，就会使人感到疲劳和精神紧张，从而导致血压上升。如果高血压患者持续紧张地工作，非常不利于血压的控制和稳定。有些患者为了工作用增加用药次数和剂量的方法强制降压，降压效果非但不能持久，药物的不良反应还会进一步侵害人体，经常如此，会使血液循环出现障碍，从而加重病情。因此，为了稳定血压，高血压患者一定要本着张弛有度地工作，避免过度劳累和紧张。工作一段时间后，可以闭目养神或稍稍活动一下，可使副交感神经的作用变得活跃，能有效缓解精神紧张，一般可使血压降低 15～20 mmHg。

高血压患者为什么不可在高温工作环境中工作

在高温环境中，人的体温也会升高，从而使血液循环加快，脉搏跳动次数增加，血压也随之升高。因此，高血压患者不宜在高温环境中作业。在农村，高血压患者应避免在烈日下干农活。

为什么说高血压患者最好不炒股票

俗话说得好：股票股票，玩的就是心跳。炒股的人不管是赚还是赔，精神都会高度紧张。赚了钱就欣喜若狂，赔了钱就精神抑郁。所以说炒股票不仅考验着人们的智慧，还考验着人们的心理承受力。面对这种考验，高血压患者还是应该采取敬而远之的态度为好。

每天在股票大厅来回奔波，眼睛一直紧盯着屏幕上的行情，不仅生活规律被破坏，而且伴随着心情起伏，血压也会上下波动，很可能因一时激动造成严重后果。中老年股民在炒股中突发脑卒中（中风）、心脏病的情况已屡见不鲜。因此，老年高血压患者最好不要去炒股。

高血压患者在出差前应做好哪些准备工作

患有高血压的患者如果经常出差，很有可能造成人体生物钟的紊乱，这对患者身体是极为不利的。因此在出发前，应做好准备工作。如果是乘飞机或坐火车，可在家提前睡上30～60分钟，这样能保持精力充沛，有充分的体能去适宜旅途劳顿和应对各种突发状况。其次，还要利用路上的这段时间放松自己，尽可能减少身体的不适感。

哪类高血压患者出行不宜乘飞机

（1）处于高血压急性发作期，舒张压常持续在 130 mmHg 以上，并有眼底出血、渗出或视神经乳盘水肿的患者不宜乘飞机。

（2）患妊娠高血压综合征或发生脑血管意外的患者 2 周内不宜乘飞机。

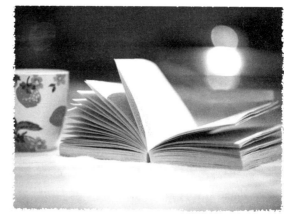

（3）患者心肌梗死发病后 1 个月内不可以乘飞机。

（4）Ⅲ级高血压（血压 ≥ 180/110 mmHg）控制不理想者、心血管及开颅术后恢复期者、心功能Ⅱ级以下患者、高龄（80 岁以上）患者、合并糖尿病及肾脏损害或蛋白尿（24 小时尿蛋白 > 1 克）的患者必须经医师同意，采取相应措施后才可乘飞机。

高血压患者乘飞机时要注意哪些问题

飞机起降时的重力变化、舱内气压气流变化、体位变化、狭小空间等都会对人体产生一系列影响，因此血压控制不理想的患者在乘飞机时很容易发生心脑血管发生意外。医师建议，高血压患者应将血压控制在理想水平后再乘机，青年、中年人或糖尿病患者应降到 130/85 mmHg 以下，老年人至少要降至 140/90 mmHg。

高血压的治疗与调养

另外，有些药物在服用后会产生一些不良反应，乘坐飞机时容易发生不良反应，患者应予以注意。肾上腺神经阻滞剂、中枢性阻滞剂、α 受体阻滞剂、β 受体阻滞剂可产生直立性低血压；α 受体阻滞剂会作用于中枢神经系统引起眩晕；部分血管扩张剂可引起恶心、呕吐等症状。平时服用这些药物的患者，在乘机前最好在医师的指导下改用其他药物。钙离子拮抗剂、利尿剂、血管紧张素转化酶抑制剂、血管紧张素 II 受体抗拮剂，由于较少发生对航空旅行不利的不良反应，适合于高血压患者乘机时使用。

对于通过非药物治疗来控制血压的轻度高血压患者（140～159/90～99 mmHg)，乘飞机时最好备用一些降压药物或在乘机前小剂量服用降压药物，以避免血压波动。

高血压患者乘公共汽车要注意什么

现在城市里的人越来越多，公共汽车则越来越拥挤，人们在上下班时需要精神紧张地抢车、挤车，加上车厢内空间狭小，空气混浊不堪，许多挤车的人都会或多或少地出现头昏、肩周酸痛不适、疲倦、暴躁等现象，这对高血压患者尤其不利。因此，患者无论上下班或外出，都要避免乘坐线路拥挤的公共汽车，如果时间允许的话，可以步行或骑自行车，从而避免因着急抢时间而造成的精神紧张、血压升高。当高血压患者不得不乘坐公共汽车时，应尽量避过高峰时间，而且一定要抓紧座椅扶手，防止摔倒。

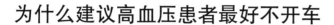

为什么建议高血压患者最好不开车

当今，汽车几乎成了大多数人的代步工具，有车族觉得没有车简直是寸步难行。然而，对于高血压患者来讲，就是另一回事了。因为所有的人在开车时，精神必须保持时刻集中，眼睛要不断注意面前的路面情况，精神始终处于高度紧张的状态；而血压高的人一旦情绪紧张，血压很快就会上升，接着很可能会出现视物模糊或眼冒金星等情况，这就表明身体已经出现了问题。此时应立即停车休息，或请他人代开，千万不可勉强自己，以免造成重大事故。

另外，高血压患者在开车时，还要注意身体的不适，一旦觉得恶心、呕吐、眩晕时，应立即采取停车措施，适当休息一下，让血压稳定下来再上路。

高血压患者旅行时为什么不可硬性安排日程

高血压患者适当出门旅行可帮助放松神经，对身体的恢复具有一定的好处，但必须避免安排硬性日程，即不要确定在外的具体时间，不要怀着尽量多走几个景点之类的心情而过度劳累，否则就完全失去了旅行的意义。

以小组为单位出去旅行时，一些人常常喜欢聚餐，很容易出现过食、过饮等情况，而且总是熬到深夜，这样夜里睡觉也难以踏实，致使第二天精神不振。本来是为了放松神经、改善健康的旅行，最后却变成了"劳命伤身"的活动。

另外，高血压患者在外出旅行时要注意防护，不要长时间洗冷水澡，也不要让身体在洗过澡之后觉得寒冷。尽量进行一个轻松愉快的旅行。

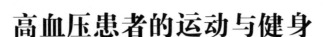

高血压患者的运动与健身

高血压患者在运动前先检查身体有什么必要

　　高血压患者在采用运动疗法之前，应先向医师咨询自己的身体情况，根据医师的指导来进行运动治疗。运动疗法虽然以治疗为目的，但它仍是运动的一种。因此，高血压患者应在事前确定自己是否适合运动，以免在运动过程中出现意外。

高血压患者在运动时要注意哪些问题

　　（1）切勿运动过量。要根据自身的特点来制定运动计划，并采取循序渐进的方式来增加活动量。

　　（2）注意环境和气候。老年人体质相对较差，容易受到气候条件的影响。夏天时应在清晨或黄昏较为凉爽时做运动，避免日晒雨淋；冬季气候寒冷，要注意保暖，以防止血压波动导致脑卒中（中风）。

　　（3）运动服装要舒适吸汗。最好选择棉质的衣料，运动时应穿合适的运动鞋，防止运动损伤。

（4）选择安全场所。公园、学校或较为宽敞的居住小区是较好的运动场所，切勿在街道、马路边运动，一来环境嘈杂、空气污浊，二来容易发生意外。

（5）运动时切勿空腹，以免发生低血糖；饭后 2 小时是最佳的运动时间。

高血压患者合理的锻炼强度和时间是什么

高血压患者可进行适当的体育锻炼，不过在进行体育锻炼时，要坚持一个原则，即无论进行哪种运动，都要注意运动的强度、时间和频率。

运动强度应根据患者的心率而定，最大心率 =210 − 年龄。为了安全起见，一般采用最大心率的 70% 作为运动量的上限，如一个年龄为 60 岁的高血压患者，其运动量上限为 70%×（210 − 60）=105，也就是说，患者在运动时以每分钟心率不超过 105 次为宜。在具体操作时还应结合患者的心率、运动时血压的变化和患者的自觉症状来调整运动量。

运动频率可采取每周 3 次，每次 1 小时，也可以采用每日定时运动的方法，例如定时散步、慢跑，坚持每日 1 次，每次 30～60 分钟。要注意循序渐进，以不感到疲劳为宜。

高血压患者怎样锻炼才合理

（1）重视热身活动。热身活动对各种体育活动都是非常重要的，而许多人却对此不够重视，结果是肌肉酸痛，甚至拉伤。之所以在运动前必须进行热身活动，一是为了活动各关节与肌群，提高身体温度，增加弹性以适应将要进行的运动；二是为了逐渐提高心率，让心血管系统作好应对高强度运动的准备，安全地进行有氧代谢锻炼。准备活动通常以 5 ~ 10 分钟为宜，慢跑、热身操、舒展韧带等都是不错的热身方法。

（2）"质""量"并重。所谓"质"是指锻炼时心率要达到"有效心率范围"并保持在这个范围内；而"量"则是指每次运动至少要进行 20 分钟，每天或隔天进行，要持之以恒，不要随意中止，也不可大搞"突击"。

（3）重视运动后的适应阶段。剧烈运动后突然停止，非但达不到强身健体的效果，反而会对身体造成伤害。这是因为肌肉突然停止运动会妨碍血液回流到心脏，从而造成大脑缺血，会导致头晕甚至昏迷。正确的做法是逐渐放慢速度，以和缓的方式继续运动 3 ~ 5 分钟，最后做些上肢活动，使身体逐渐适应。

"微笑运动疗法"有什么好处

什么是"微笑运动疗法"

所谓"微笑运动疗法"，就是在运动中保持呼吸均匀平稳，不会喘个不停，能够轻松地持续运动，而且在运动过程中还可以和身边的人有说有笑，因此，人们将这种运动称为"微笑运动疗法"。太过于吃力的运动，可能会使运动量大增，从而在运动中使血压大幅上升，甚至会引起心肌梗死等并发症，因此这类运动不适合高血压患者采用。而轻松运动以最大运动量的一半强度为限，既能达到强身健体的目的，又不会给身体造成负担,是高血压患者的首选运动方式。

"微笑运动疗法"的好处体现在哪些方面

微笑运动疗法具有以下几方面好处:

(1)不是剧烈运动,不会给身心造成巨大负担。

(2)在运动中,血压只会稍稍上升,所以即使是高血压(轻、中度症状)患者,也都能放心进行。

(3)运动结束后,人只会轻微出汗。

(4)不会使疲劳物质"乳酸"蓄积在肌肉里,因此不会感到疲劳,能够长时间持续运动。

(5)不容易引起心脏缺氧问题,更加安全。

(6)不用担心脚部肌肉或关节受损。

(7)有一定的减脂功效。

高血压患者经常散步有什么益处

散步是有效降低血压的一种锻炼方法。通过散步,可促进四肢及脏器的血液循环,调节神经系统功能,促进新陈代谢,调节情绪,解除疲劳,使人气血通畅,脏腑功能协调,从而起到降低血压,减轻或消除头晕、头痛等症状的功效。

散步时要保持身体自然正直,抬头挺胸,两眼平视,呼吸自如,双臂自然摆动。应以个人的身体状况决定速度快慢和时间长短。一般来说,以速度每分钟 60~90 步,每次散步 20~40 分钟,每天散步 1~2 次为宜。最佳的散步时间是饭后 30 分钟;散步时衣着要宽松舒适,鞋子要轻便,最好选择软底鞋,不宜穿高跟鞋或皮鞋;场地以空气较好的平地为宜,

高血压的治疗与调养

比如公园、乡间小路等。

为什么高血压患者适合慢跑运动

慢跑也叫健身跑，它简单易行，是人们最常用的防病健身的方法之一。由于慢跑时的供氧量比平时多 8～10 倍，可使心脏和血管得到良性刺激，因此能有效地增强心肺功能和耐力。适当慢跑，对于全身肌肉和下肢的关节有明显的锻炼效果。它能减轻体重，降低血压，同时可以改善机体代谢功能，调节大脑皮质功能，使人精神愉快，并且可以促进肠胃蠕动，帮助消化，改善高血压患者头晕头痛等症状，特别适合轻度高血压患者。

慢跑应选择什么样的环境

慢跑应选择空气新鲜、道路平坦的场所进行，不要饭后立即跑步，也不要跑后马上进食。慢跑结束后，应及时用干毛巾擦去汗水，以防感冒。

慢跑前要做好哪些准备

慢跑要坚持什么原则呢？慢跑前，应稍减一些衣服，进行 3～5 分钟的热身活动，活动一下膝盖、脚踝等处的关节，然后由步行过渡到慢跑。

慢跑运动中应做到哪些

慢跑时全身肌肉要放松，两手微微握拳，上臂与前臂肘关节屈曲成 90° 左右，上身稍向前倾，两臂自然下垂摆动，腿不宜抬得过高，身体重心要平稳，呼吸深长均匀，与步伐有节奏地配合，用前脚掌着地而不能用脚跟。运动时要灵活掌握慢跑的速度和时间，运动量以心率每分钟不超过 120 次为宜，以全身感觉微热而不感到疲劳为度，慢跑的速度一般以每分钟 100~120 米为宜，时间可控制在 8~15 分钟。

哪些患者不宜慢跑

有严重高血压者、经治疗后血压仍在 180/130mmHg 以上者、已发生心、脑、肾等严重器官病变者、有高血压性心脏病者，均不宜进行慢跑运动。

出现什么情况应立即终止慢跑

如慢跑时出现呼吸困难、心悸、胸痛、腹痛等症状，应立即减速或停止跑步。

高血压患者和跳舞

高血压患者跳舞怎样才算适度

跳舞是有节奏的全身运动，具有舒筋活络、流通气血、润滑关节、改善身体功能等作用。由于跳舞多在音乐的伴奏下进行，其整体功效就不仅仅是两者的简单结合，而是具有更为广泛的整体效应。

有些舞蹈动作需要踮起脚尖，如跳交谊舞时，脚尖着地的机会就比较多。这种姿势不但能够使小腿肌肉和踝关节得到锻炼，而且还能通过神经反射作用于大脑以调节血压，从而达到降低血压的效果。

跳舞时要注意什么

虽然跳舞对高血压患者益处多多，但跳舞时必须注意以下事项：

（1）必须把跳舞看成是一种运动，而不是单纯的娱乐，这就需要持之以恒；舞种的选择可根据各人的喜好、病情、体质和身体状况而定，一般以节奏较慢的交谊舞为宜，可不必过于追求舞姿，而以治病为目的。

（2）高血压病情较重，或有心、胸并发症及年迈体衰者，跳舞时间不宜过长，更不能进行过于剧烈的舞蹈运动。

（3）跳舞过程中应适当控制情绪，不要过于激动，切不可被一些容易使人激动的音乐带动，以免血压突升，发生意外。

（4）舞场音乐要适中，避免强烈的音乐刺激，切忌迪斯科音乐，否则不但达不到治病的目的，而且还会因强烈的噪声刺激，使血管痉挛，血压升高。

（5）跳舞不宜在饭后立即进行，至少要在进食半小时后再开始。

高血压患者和太极拳

高血压患者练太极拳有什么益处

太极拳是我国传统的保健方法，它同气功一样，均属于自我身心锻炼疗法的范畴。实际应用表明，太极拳可以促进健康，对防治多种慢性疾病有良好的效果，尤其是对心血管系统疾病有良好的治疗作用。因太极拳动作轻柔缓慢，且以意念引导动作，心境平静坦然，可使全身肌肉放松，故有利于降低血压。

医学界的普遍看法认为，运动锻炼必须达到一定的运动量，即达到耗氧量的 70%～80% 时才会有效，但简化太极拳锻炼的生理强度最大耗氧量为 40%，全套太极拳锻炼的生理强度也不过 50%，然而在临床上却能产生一定的积极效果，如降低血压、缓解症状等。这充分说明太极拳是一种独特的保健方法，适于中老年人和高血压患者采用。

太极拳锻炼一般要求形正体松、舒展自然、连贯协调、匀缓圆活、全神贯注、用意轻运、吐纳适度、轻灵活泼，将意、气、形三者合一，并贯穿于整个锻炼过程中。

练太极拳要注意什么

高血压患者在练拳时，要特别注意以下两点，才能收到更好的效果：

（1）用意不用力。打拳时注意力一定要高度集中，排除一切杂念，以意识引导动作，用意而不用力。也就是说，在进行每一个动作之前，要先想该动作如何做，同时预想下一个动作。这样"先想后做，边做边想"就能将意识与动作有机地结合起来。在打拳时，还应全身高度放松，以使周围经络气血畅通无阻。

（2）密切配合呼吸。太极拳流派繁多，采用的呼吸方法也不尽相同，但就呼吸生理学基础来看，一般主张采用腹式呼吸，就是利用膈肌升降运动来带动呼吸。腹式呼吸要顺其自然，不要憋气，在配合具体行动时，应遵循"降呼升吸""进呼退吸""实呼虚吸"等原则,逐步做到深、长、细、匀、稳、缓、静这 7 种要求。一些人要求练拳时要提肛,即收缩肛门括约肌,但提肛必须结合闭气,故高血压患者不宜采用此法。总之,呼吸一定要合乎自然,并紧密地结合动作进行,以达到协调、连贯的境界。

高血压患者适当爬楼梯有什么好处

爬楼梯这项运动类似于爬山,根据测定,在相同的时间内,爬楼梯所消耗的热量要比散步多出 4 倍,比打乒乓球多 2 倍。经常爬楼梯,不仅可以增强下肢肌肉和韧带的力量,保持下肢关节的灵活性,而且能促进人体能量的新陈代谢,增强心脏和肺部的功能;同时,爬楼梯对提高血液中高密度脂蛋白的含量、防治高血压也有一定的帮助。

但患有高血压的老年人做此项运动时一定要适度,最好

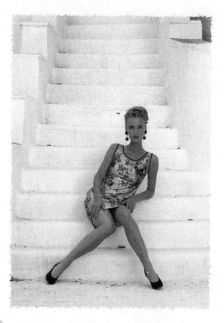

有亲属陪伴。一般情况下,以 1 个楼梯组为 12 个台阶,每个台阶 20 厘米为标准,老年人可以以每分钟登 4 个楼梯组的速度进行。这种运动速度均匀,而且不会给各脏器造成负担,很适合老年人。用这种速度登 12 个楼梯组,上楼用 3 分钟,下楼用 2 分钟,休息一段时间,再重复运动。经过一段时间的锻炼后,可增加到连续 5 次。

高血压的治疗与调养

高血压患者和健身球运动

健身球是许多老年高血压患者喜欢的健身器材,它具有活血降压的作用。患者在运用健身球降压时,应注意以下几点:

(1)选择合适的健身球。实心铁球及石球过重,且不宜温热,不利于肢体远端小动脉痉挛的缓解和血管的扩张,降低血压的功效自然不佳。因此,高血压患者应首选空心健身球。另外,初练者应根据自己的手掌大小、力量大小来选择健身球,建议先从小号健身球开始锻炼。

(2)锻炼时应身心放松。手指旋转健身球时,握球松紧要与手指的伸展、屈曲动作相配合,即当两只健身球在手中旋转到横向排列时,手指弯曲用力握球;旋转到纵向排列时,手指逐渐伸展放松,这样一紧一松的旋转有利于血管扩张,促进血压下降。

(3)运用健身球降压治病必须持之以恒才能收效。

(4)运动量应循序渐进。可根据身体状况来确定运动量。旋转速度可根据熟练程度决定,建议保持在每分钟60~80次。

(5)左右手应频繁交替进行,使双手的协调能力均衡发展。

高血压患者和踩鹅卵石运动

经常踩鹅卵石对降血压有哪些作用

脚踩鹅卵石是近年来风行的一种足部外治疗法。从其治疗原理看,实际上也属于一种足部按摩疗法。此疗法对Ⅰ、Ⅱ期高血压病具有良好的辅助治疗作用。

踩鹅卵石可采取哪些方式

踩鹅卵石可采取以下几种方式:

(1)赤脚在凸凹不平的鹅卵石小径上行走、轻跳或小步奔跑。

(2)用布袋装上小半袋鹅卵石,平放在地上,赤脚在上面踩踏。

(3)挑选大小均匀的鹅卵石,固定在 0.5 平方米的湿水泥地上,制成鹅卵石水泥板,赤脚在上面有节奏地踩踏,早晚两次,每次 15 分钟以上。踩踏时需防止跌倒,冬季赤脚踏石需防止受凉感冒。

高血压患者冷水中锻炼的好处有哪些

当身体接触冷水时,表皮血管会收缩,血压虽略微升高,但持续时间很短,因为表皮血管很快就再度扩张,使大量血液流向皮肤的血管,这时的血压就反而比未接触冷水时还稍低些。长期坚持冷水锻炼,全身的血管反复收缩和扩张,弹性就会有所增强,有助于调整血压。

冷水锻炼的方式是什么

最适宜高血压患者冷水锻炼的形式是冷水擦身。这是一种以少量冷水多次接触皮肤的锻炼方式,刺激强度不大,高血压患者的身体容易接受。

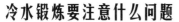

冷水锻炼要注意什么问题

锻炼开始时，水温不宜过低，以后再根据身体耐受程度逐渐降低。擦身时手法要轻，用力要均匀，先擦上半身，后擦下半身。切忌低头、弯腰和起身动作过猛。高血压伴有头晕目眩者，开始时先用冷水洗脸再用冷水洗脚。坚持一段时间，当症状有所改善后，再用冷水擦身。

什么是"水中漫步"运动

游泳是一种全身运动，有利于身体的健康。但是，游泳的运动量比较大，而且在游泳时必须屏住呼吸，因而不适合高血压患者。但有一种被称为"水中漫步"的水中活动方法，却能让高血压患者在享受水中清凉的同时改善血压状况。

顾名思义，"水中漫步"就是在水中行走，由于水有浮力，比起在陆地上行走而言，对脚和腰的压力都比较小。另外，在水中走路能够使肌肉收缩，从而加速静脉血流回心房。当心房血液增加时，就会分泌出心钠素。心钠素具有扩张血管和利尿的作用，能够降低血流对血管的压力，从而起到降血压的作用。

哪类高血压患者适合游泳

实践证明，游泳可有效缓解大脑的紧张程度，并能降低血管平滑肌的敏感性，有预防和治疗高血压的作用，但并非所有的高血压患者都适合进行这项运动。一般来说，原发性

高血压的治疗与调养

高血压Ⅰ期患者,症状较轻者,可以适当进行游泳运动。游泳的运动量比较大,因此每次游泳的时间不宜太长。有心脑血管并发症者或是早期高血压患者且症状比较明显者,最好不要游泳,以免发生脑卒中(中风)。此外,继发性高血压患者,如由多囊肾、嗜铬细胞瘤、肾炎等疾病所引起的高血压,在原发性疾病未治愈前也不宜游泳。

哪类高血压患者进行冬泳时要注意

有些高血压患者为什么不宜进行冬泳活动

高血压患者可在医师指导下参加一些体育活动,但冬泳是在严寒环境下的一种体育活动,身体在冷水的强烈刺激下,全身皮肤血管急剧收缩,强迫表皮血管中的血液回流到内脏及深部组织,从而引起血压的暂时升高。高血压患者原来血压就高,并且伴有程度不同的血管硬化,特别是舒张压经常在100 mmHg以上者,更表明其血管弹性不足,如参加冬泳,患者的血压会进一步升高,很可能引发脑血管破裂出血,脑卒中昏迷乃至死亡。

哪类高血压患者可适当进行冬泳活动

以下类型的高血压患者可以根据身体状况适当参加冬泳锻炼,能够起到很好的强身健体的功效。

(1)青少年性高血压患者。这种类型的高血压一般是由生长发育高峰期的某些生理变化和心脏发育增快引起的,患者的收缩压比较高,可达到140~150 mmHg,而舒张压力并不高,一般没有头晕、头痛等不良感觉。因此,这类青少年可以参加冬泳,但强度要适当降低。通过适当的冬泳锻炼,血压不仅不会升高,还能促使其恢复正常。

(2)过度紧张性高血压患者。这一类高血压一般是由于工作劳累、精神紧张、过度疲劳引起的。这种高血压不仅收缩压增高,可超过 140~150 mmHg,舒张压也会升高至 90~100 mmHg。但通过减轻工作压力,合理安排生活,保证充分睡眠和休息,血压一般都可恢复正常。这类高血压患者也可参加冬泳锻炼,但应有明确诊断,游泳时要严格控制强度,应以自我感觉舒适为度,如发现不适,应立即中止。

防治高血压操怎样做

这套高血压防治操是为高血压Ⅰ、Ⅱ期患者创编的,具体做法如下:

(1)起落呼吸运动。取站立姿势,双脚开立,与肩同宽,两臂由体前慢慢向上举起至肩平,配合吸气;还原成预备姿势,配合呼气,重复 6~8 次。

(2)左右划圈运动。取站立姿势,两臂屈肘于体侧,掌心向上,右手向前伸出,掌心转向下,再向外作平面划圈,同时右腿成弓步,最后还原;再换左手划圈。左右手轮流划弧,各 6~8 次。

(3)半蹲起立运动。两腿半蹲,两臂向前平举,稍停片刻后再起立,反复进行 6~8 次。

(4)贯气呼吸运动。两腿站立,两臂由体侧上举,然后两手下落至头顶百会穴,同时配合呼气;两手沿头及体前徐徐落下，同时配合呼气，并用意念将气息由上向下贯至脚底涌泉穴，重复 8～10 次。

（5）原地踏步运动。两手叉腰，原地踏步，脚尽量抬高，踏 100 步后休息片刻，再踏 100 步。

（6）展臂提腿放松运动。站立，两臂平举，同时左腿屈曲提起，然后两臂与左腿同时下落，放松；再展臂提右腿。左右交替各 6～8 次。

（7）两臂平展运动。站立，两脚分开与肩同宽，两臂侧平举，掌心向上。开始活动时，腰部略向左侧倾斜，左臂随之慢慢落下，同时右臂上升，两臂仍保持在同一直线上，待右手升至与头同高时，逐渐复原成两臂侧平举状态；然后反方向进行。以上步骤为 1 次完整动作，可连续做 20 次。

擦颈甩臂降压操怎样做

这套操是把擦颈、甩臂与摆腿、踏步等动作有机地结合起来，可防治高血压病，也能减轻高血压患者头晕头痛、心烦失眠等症状。

（1）擦颈。

预备姿势：身体自然站立，两脚分开与肩同宽，两臂自然下垂于体侧。

做法：两臂曲肘，上移于肩部，首先用两手掌轻轻拍打颈部 1 分钟，再把两手掌贴于后颈部，两手形成"八"字形，并沿"八"字的延长线来回擦颈，共擦 100 个来回。

（2）甩臂。

预备姿势：自然站立，全身放松，两脚分开与肩同宽，两手自然下垂于体侧,掌心向内。

做法:两膝微屈,身体重心下降,两臂伸直,用力前后摆动,前摆时两臂和身体纵轴的夹角不超过 60°,后摆时超过 30°,一般进行 200～500 次,以身体发热、温暖、出汗为度。

(3)摆腿。

预备姿势:面墙而立,两手扶墙。

做法:以髋关节为轴,左腿前后摆动 150 次(前后摆动至 45°),右腿前后摆动 150 次。

(4)踏步。

预备姿势:自然站立,身体放松。

做法:原地匀速踏步,两臂的摆动与两脚的起落协调一致,呼吸平稳,每次 5～10 分钟。

怎样练松静功

松静功的特点是在练功时默念"松静"二字,逐步使全身放松。

首先,要选择整洁安静、空气新鲜的场所,若在室内,则要保持空气流通,但不要迎风;要把衣带、纽扣、鞋带及瘦小的衣服解开,以保证身体的舒适和血脉的流通;练功前应先安定情绪,保持愉快的精神,以便练功的思想容易集中。

接着,摆好练功的姿势,坐势采用宽凳子或椅子,高度以使练功者膝关节曲 90° 为宜,头颈和上身要坐直,身体保持端正,胸部略向前稍俯,臀部向后稍微凸出;如果用盘膝坐法,则双手相握或重叠向上,贴于小腹或放在小腿上。两眼微闭,注视鼻尖,口微闭,舌抵上腭;若用卧式,可仰卧于木板床上,上半身垫高些,腿伸直,足尖向上,双手放在大腿两侧;站式时将两脚分开,宽与肩齐,脚尖稍向内,膝微屈,含胸,腰挺直,两臂抬起,肘低于肩、手平于肩,双手相距33厘米,手心相对手指屈曲,如抱大球,眼口微闭。

然后,练放松功,头部放松,双肩放松,垂肩坠肘,胸部放松内含,腹部放松回收,腰部放松挺直,全身肌肉、内脏、血管全部放松,做到自然舒畅,气沉丹田。

再练习松静功的呼吸法,吸气时默念"静",呼气时默念"松",使呼吸自然通畅,每次练呼吸20~30分钟。练完呼吸后,练静坐法,意守肚脐或气海(脐下3.5厘米处),消除杂念。杂念完全消失的状态就是入静。入静的程度因人而异,不可急于求成,愈急愈难以入静,况且即使没有完全入静,但以一念代万念,也可收到一定的疗效。

最后是收功法,练完气功后,不要急于起身,要以肚脐为中心,两手相叠以掌心覆于肚脐上,两手同时由内向外转,左转30圈,再由外向内,右转30圈,到肚脐处停止,然后活动身体,结束练功。

这种松静功对冠心病、风湿性心脏病、肺心病、慢性气管炎、慢性消化性溃疡、神经衰弱等疾病也有一定的疗效。

高血压患者为什么不宜做深呼吸运动

深呼吸锻炼是当前比较流行的健身方法,但对于高血压患者来讲,深呼吸会带来诸多危害,过度深呼吸还会诱发心脑血管收缩,对患者的生命构成威胁。

人体在呼吸过程中,吸入氧气、排出二氧化碳,但过度的深呼吸会使血液中的二氧化碳大量排出，此时身体即会进行自我调节，指令血管口径缩小。这样，就会引起循环阻力增加，从而导致血压大幅增高。

研究发现，强烈的深呼吸可使血管狭窄 50%~66%，使大脑、心脏、肾脏等重要脏器的血流量减少 75%~80%。因此，虽然深呼吸增加了氧气的摄入，血液含氧量也明显增加，但组织器官的供氧量却显著减少。组织缺氧刺激中枢神经，进一步使呼吸加深加快，形成恶性循环。

对于伴随其他脏器损害的高血压患者来说，深呼吸运动可能造成更严重的后果。深呼吸可使肾血流量减少，不但会加重肾脏损害，还会影响排泄功能，使得代谢产物瘀积；深呼吸导致的心肌缺氧缺血易诱发心绞痛甚至心肌梗死。

高强度的体力劳动、暴怒或大笑也是间接的深呼吸，容易导致脑瘀血、心肌梗死以及其他心脑血管意外。因此，高血压患者一定要尽量避免这些情况。

高血压患者为什么不适宜打高尔夫球

一些高血压患者认为高尔夫球运动是在自然环境中进行的放松休闲运动，适合自己的身体状况，也有助于强身健体，但实际情况却不是这样。

在夏天的酷热和冬天的严寒中打高尔夫球，对于高血压患者来讲是不适宜的。因为在相对恶劣的自然条件下，在露天场地里打高尔夫球，会使血压升高或血管弹性降低，这对于防治高血压相当不利。即使是在合适的天气里打球，由于击球时需要保持精神与注意力高度集中，这种紧张状态很可能会导致病情恶化。因此,高血压患者不宜打高尔夫球。

高血压患者为什么不宜晨练

一些高血压患者进行运动疗法的热情很高,一大早爬起来就在阳台或空地上前俯后仰或反复下蹲,以此作为晨练的方式。但大量事实证明,清晨是发生心血管意外的高峰时期,这是因为早晨人体的交感神经兴奋性比较高,而交感神经兴奋时会引起小血管的收缩,导致血压上升,严重时会引起心肌缺血。另外,早晨人体内的血黏度也比较高,容易形成血栓。如果此时进行剧烈的运动,就会促进冠心病等心脑血管疾病的发生。

对于患有高血压的患者而言,如果醒后立即运动,某些脏器特别是脑和心脏就会感到供血不足,容易出现心肌缺血等现象。所以患有高血压的人起床后不要马上开始剧烈运动,最好是先作一些轻微的运动,如散步、甩手等,慢慢加大活动量。

另外,在城市中,清晨和傍晚的空气污染是最为严重的。而中午和下午的空气相对而言比较干净。由于血压存在所谓的"晨峰"现象,就是指每天早上7:00~8:00点,血压很容易上升。因此患者选在这个时候进行锻炼,自然也就容易发生高血压脑病。所以,高血压患者最好选在上午8:00或下午5:00以后参加锻炼,时间以半小时到1小时为宜。

高血压患者散步应选择什么样的鞋

高血压患者在散步时，有一项"装备"很重要，那就是鞋子。高跟鞋和拖鞋等鞋底凹陷的鞋子并不适合散步锻炼，应选择那些穿起来舒服的鞋子，脚尖距鞋尖要微留余地，使脚趾有一定的活动空间。鞋跟部分需要有缓冲着地、防止冲击的功能，最好是底厚而高，且鞋身分量轻的鞋子，而且鞋底不能打滑。

高血压患者为什么不可过度运动

运动能有效预防和治疗高血压病，但切忌过度。高血压病与其他由病毒引起的急性病症不同，它是在 10 年、甚至 20 年间慢慢形成的，人的身体早已适应了这种带病的状态。因此，患者不能奢望在短时间内就能完全治愈，如果操之过急，

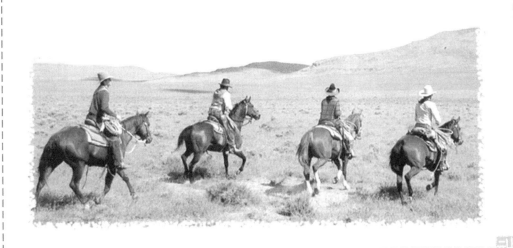

高血压的治疗与调养

一旦身体状态跟不上，体内失去平衡，反而有损健康。因此，对于中老年高血压患者来说，必须认清运动的目的是保持并逐步提高身体素质，应以保持轻松愉快为原则，而不要认为自己体力好就去挑战体能极限，否则只会适得其反。

高血压患者
饮 食 调 养

高血压患者宜少食多餐。这是因为，如果一次性吃得过饱，会使血液大量集中于胃部，导致胃部饱胀，势必造成横膈上托，压迫心、脑等重要器官，使其缺血、缺氧，从而不利于病情的恢复。

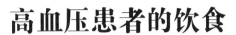

高血压患者的饮食

高血压患者每天的饮食应做到哪些

很多高血压患者体态也相对肥胖，随着体内脂肪组织的逐渐增加，其他组织的活动相应减退，全身的代谢水平也随之降低；另外，大多数高血压患者的年龄偏高，体力活动趋少，所消耗的热能也相对减少。因此，高血压患者的饮食应以低热量食物为主，宜合理摄取热量。

医学家和营养学家的研究成果显示，正常人一日三餐的热量合理分配方案是：早餐应占全天热量的 30%～40%，午餐应占 40%～50%，晚餐占 20%～30%。这大体上也符合高血压患者的热量摄取原则。但也可以根据个人情况适当加以调整，比如，如果白天的活动量大，可适当增加早餐的热量，同时减少晚餐的热量。

另外，高血压患者宜少食多餐。这是因为，如果一次性吃得过饱，会使血液大量集中于胃部，导致胃部饱胀，势必造成横膈上托，压迫心、脑等重要器官，使其缺血、缺氧，从而不利于病情的恢复。晚餐应少而清淡，因为过量食用油腻食物可能诱发脑卒中（中风）。

为什么多饮硬水对高血压患者有好处

　　水的硬度是根据钙离子和镁离子的含量来计算的，这两种离子的含量越高，水的硬度就越大。一般来说，硬度为16～30°的水叫硬水，而低于8°的水叫软水。研究证明，水的硬度与高血压的发生有密切联系。硬水中含有较多的钙离子和镁离子，它们是参与血管平滑肌细胞舒缩的重要调节物质；如果缺乏，易使血管发生痉挛，最终导致血压升高。因此，专家提醒高血压患者，要尽量饮用硬水，如泉水、深井水、天然矿泉水等。

　　需要注意的是，天然矿泉水中含锂、锌、硒、锶、碘等人体必需的微量元素，但水烧沸后，一些对人体有益的矿物质就会形成沉淀。因此，如果水质符合饮用标准的话，不妨喝生水，以便最大限度地保证水中的营养成分不被破坏。

常喝橙汁对高血压患者有什么益处

　　橙汁中含有丰富的维生素C，英国医学工作者对641名成年人的血液进行化验后发现，血液中维生素C含量越高的人，其动脉的血压越低。这些研究人员认为，维生素C有助于血管扩张。每天服用60毫克维生素C片，或者多吃些蔬菜、辣椒、柠檬和其他酸味水果，也可起到同样的作用。

高血压患者怎样保持膳食中钾和钠的比例

　　研究发现，钾能促进人体内的胆固醇排出，增加血管弹性,改善心肌收缩力,有助于降低血压。另外,富含钾的食物进入人体可以对抗钠所引起的血压升高和血管损伤,并能调节细胞内钠和钾的比例,减少体内钠潴留,降低血容量,从而使血压降低。因此,以食用高钾食物的方式调节血压,可使高血压患者免除使用药物之苦。

良好的钾/钠比值应是3。现代医学研究表明,钾/钠比值保持在3以上,才能使人体各器官和组织正常发挥功能;当钾/钠比值低于3时,患高血压的概率就会增加。一般植物的钾/钠比值都在20以上。实验研究表明,钾/钠比值大于或等于10的食物对高血压都有较好的防治作用,如香蕉、柿子、苹果、红枣等食物的钾/钠比值均高于50,它们是高血压患者的降压佳品。

因此,高血压患者在平日的膳食中,应适当增加钾的摄入,在烹调时可用钾盐代替钠盐,同时增加新鲜水果和蔬菜的摄入量,这些都有助于降低血压。富含钾的食物主要有菠菜、番茄、青蒜、大葱、马铃薯及香蕉、柑橘、甜瓜、柚子等。

高血压患者为什么要注意补钙

钙与高血压也有很大的关联,人体如果缺乏钙质,就会使血压上升。研究表明,平均每日摄入钙450~500毫克的人,患高血压的概率比那些每日摄入钙1400~1500毫克的人高出一倍。每日补钙1000~1400毫克可以降低血压,并可使轻度高血压患者的血压恢复正常。

补钙可增加排钠,从而减轻水钠潴留,防止钠导致的血压升高。我国居民的膳食以谷物为主,而动物性食品特别是奶类食品少（每100克牛奶含钙120毫克，而每100克谷类含钙仅为10~30毫克），钙摄入量低于西方膳食，约有2/3的地区人均每日摄钙不足600毫克，这是导致高血压发病率上升的重要原因之一。因此，高血压患者一定要重视补充钙质。

高血压患者食用植物油要注意哪些

豆油、菜籽油等植物油里含有大量的不饱和脂肪酸，常被人们用来治疗高血压、动脉硬化等疾病。因为不饱和脂肪酸进入人体后，会转变成为二十二碳六烯酸脂肪酸，是合成体内前列腺素的主要原料，而前列腺素能起到扩张血管和降低血压的作用，还有防止血液凝固的功效。

高血压患者为了防止动脉硬化趋于严重或出现并发症，平时应注意少吃动物油，多吃植物油。因为动物油里含有较多的饱和脂肪酸，会使人体器官加速衰老，并促使血管硬化，进而引发冠心病或脑卒中（中风）等。

需要注意的是，植物油虽对人体有好处，但不能过量摄入。如果食用过多，产生的热量过多，体内脂肪的分解就相应减少，导致的结果就是体重增加。另外，过量食用植物油并不能降低胆固醇，却可使胆结石的患病率增加。因此，高血压患者应控制植物油的摄入量。

高血压患者摄取蛋白质要注意什么

蛋白质是组成一切生命的基本物质，是构成机体组织器官的基本成分。从每个细胞的构成到人体的构造，都离不开蛋白质的作用。

研究表明,蛋白质对高血压的预防和治疗均有一定的作用。多摄入蛋白质可降低高血压的发病率,对已患高血压的人也大有益处。即使摄入高钠饮食,只要同时摄入高质量的动物蛋白质,血压也不会继续上升。

优质动物蛋白质之所以能够防治高血压,是因为其通过促进钠的排泄,保护了血管壁,同时可以通过氨基酸参与血压的调节。因此,高血压患者在饮食时仅仅强调素食主义是片面的,应适当摄取优质的动物蛋白,尤其是优质鱼类。

但是,在蛋白质的代谢过程中,血压有可能会上升。这是因为蛋白质分解时能产生具有升压作用的胺类,如果高血压患者的肾功能不够完善,则会导致胺在体内的蓄积,使血压升高。此外,人体内的三大营养素,蛋白质、糖类和脂肪在人体内是可以互相转化的,如果蛋白质摄入过多,热量过高,就可能造成肥胖,同时会导致血压升高。因此,高血压患者摄取蛋白质一定要适量。

午后食用杏仁或芋头有什么好处

杏仁和芋头均含有丰富的镁元素。一项研究表明,高血压患者每天摄入 480 毫克镁,血压平均下降 4 mmHg,这主要是因为镁能够起到松弛血管内壁的作用。约 70

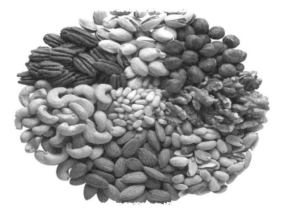

高血压的治疗与调养

克干芋头种子可提供人体每天所需的420毫克镁元素。另外，鱼、麦芽、菠菜以及某些谷物也都是镁元素的丰富来源。

为什么高血压患者应常吃富含纤维素的食物

食物纤维是指那些不能被人体消化吸收的、以多糖类为主体的高分子物质的总称，可分为不溶性纤维素和可溶性纤维素两大类。它可以使进入肠胃的营养食物松动，帮助消化，是人体必需的营养素之一。

纤维素可刺激新陈代谢，有效防止和控制血压升高。富含纤维素的食物有燕麦、荞麦等，高血压患者可常食。

高血压患者多吃蔬菜有哪些益处

蔬菜是人类必不可少的膳食之一，是人体维持正常的生理活动所必需的营养成分的重要来源。高血压患者多吃蔬菜的好处主要有以下几个方面：

（1）蔬菜中含有丰富的果胶，可帮助机体排出多余的胆固醇而起到预防动脉硬化的作用。

（2）含有丰富的钾盐，可促进心肌活动。

（3）蔬菜中的钠盐很少，即使多食，也不会引起体内钠盐的增加。

（4）多吃蔬菜可减少其他食物的摄入量，加之机体不断地排出钠盐，可使体内的钠盐大大减少，从而有利于血压的降低。

吃清蒸鱼为什么对高血压患者有好处

在我国，高血压的发病率一直存在从南到北逐渐增高的现象，这与北方人吃盐较多有关。除了药物治疗外，限制盐分的摄入是行之有效的控制血压的措施。高血压患者每日食盐量应为 2～3 克，即不超过 1 平茶匙。

高血压患者应该适当多吃些鱼类，因为鱼类中蛋白质含量高、质量好，而且具有预防脑卒中发生的作用。鱼类所含的多不饱和脂肪酸还有降血脂和改善凝血机制的作用，可减少血栓形成。因而，清蒸鱼是高血压患者的食疗佳品。

高血压患者应怎样吃鸡蛋

一些高血压患者害怕吃鸡蛋，认为鸡蛋含胆固醇过多，易引起血管硬化。但实际上，人体中的胆固醇大部分是在体内合成的，食物摄入只占体内胆固醇含量的 30%。从鸡蛋的胆固醇含量看，每 100 克鸡蛋含胆固醇 680 毫克，1 只 50 克的鸡蛋约含胆固醇 340 毫克。按吸收率为 50%～70% 计算，只有 170～238 毫克进入血液。人体血液中胆固醇的正常值是每 100 毫升含 110～230 毫克，高血压患者最好控制在 300 毫克以下。一个体重为 50 千克的人约有 2500 毫升血浆，那么，吃 1 只鸡蛋可使每 100 毫升血液中的胆固醇增加 7～9 毫克，对血液中胆固醇含量影响并不大。而且，鸡蛋的营养价值较高，其中所含的卵磷脂还有促使胆固醇脂化，促进其排出的作用。因此，高血压患者没有必要对鸡蛋敬而远之，每天吃 1～2 个是可以的。

长期食高盐食品的害处在哪里

现代医学研究表明，过量摄入食盐对老年人的心血管系统和血黏度尤为不利，更是高血压的明显致病因素。这主要有以下两方面的原因：

（1）我们日常生活中所吃的食盐，其化学名称叫做氯化钠，是由钠与氯两种元素组成的。食盐摄入后，便在体内分解成钠与氯两种离子，其中钠离子主要存在于组织细胞外边的液体中（即细胞外液，包括血浆和组织液），在正常情况下，肾脏一般有能力将体内多余的钠离子排泄掉，以维持体内钠的平衡。

但如果经常摄入过多的食盐，体内钠离子的数量便会显著增加，当超出了肾脏排钠的能力时，钠离子就会大量蓄积在细胞外液中，并在渗透压的作用下，引起细胞里的水分（即细胞内液）向细胞外液转移，造成钠水潴留，使循环血量增加；同时，回心血量及心输出量均相应增加，因而血压也随之升高。

（2）体内钠离子的增加，会使动脉壁内的钠含量和水含量也相应增高，这一方面会使小动脉管壁增厚，管腔变窄，导致血液循环阻力增大；另一方面，会使小动脉血管壁对血液中收缩血管的活性物质（如肾上腺素，去甲肾上腺素）的敏感性增强，引起血管收缩，使外周阻力增加而导致血压升高。

因此，在高血压患者的饮食调养中，限制食盐的摄入量是非常必要的。对一般患者来说，每日摄盐量应限制在 6 克以内；老年高血压患者每日摄盐量应限制在 4 克以内；如果病情严重,摄盐量还需更低。

高血压患者为什么不宜喝含咖啡因的饮料

大量调查资料显示,咖啡因对高血压有不良影响,尤其是在情绪紧张的时候,更具有不可低估的负面作用。因此,高血压患者应远离含咖啡因的饮料。

根据《美国高血压杂志》发表的一篇报告,当人处于压力之中的时候,咖啡因会把血压推高到不利健康的程度。研究人员在报告中称,单是咖啡因就能使血压上升,如果咖啡因再加上情绪紧张,就会产生危险性的累加效果。据调查证实,有家族高血压病史的人,也就是所谓的高危人群,在摄取咖啡因后,血压上升最多。

有人认为,在压力大时喝一杯咖啡,可以缓解紧张情绪。这对于健康人来说也许确有其效,但对于高血压高危人群,则不适宜。因此,高血压患者应避免在工作压力大的时候喝含咖啡因的饮料。

另外,有些人认为,长年喝咖啡的人对咖啡因已经有"免疫力",咖啡因的负面影响在他们身上作用不大。但事实并非如此,一项研究显示,即使是经常喝咖啡的人,喝一杯咖啡之后,血压升高的时间也可持续 12 小时。

多食"三高"食物有什么害处

"三高"食物即指高热量、高脂肪、高胆固醇的食物,如蛋黄、鱼子、虾类、蟹黄、墨鱼及动物内脏等。在饮食调养中,高血压患者要特别注意少食"三高食物"。主要原因如下：

（1）长期食用高热量、高脂肪的食物，可造成脂肪堆积，身体肥胖，并导致血管硬化、血压升高，从而不利于身体的恢复。

（2）经过营养学家对人类饮食习惯的长期调查，肯定高胆固醇食物与动脉硬化的发生和发展有着密切关系。进食高胆固醇食物可直接影响血液中胆固醇的含量，而血液中的胆固醇升高后，很容易沉积到血管壁而发生动脉硬化。尤其是年龄在40岁以上的高血压患者，即使血液中的胆固醇含量不高，也应避免食用富含胆固醇的食物。

需要强调的是，少食不等于绝对禁忌，应该根据血液中胆固醇的含量水平适量摄取，一般应选择每100克食物中胆固醇含量在100毫克以下的食物为宜。另外，平日餐饮中的食用油宜选择植物油，如豆油、菜籽油、玉米油等，这些植物油对预防高血压及脑血管的硬化及破裂有一定好处。

为什么说高血压患者长期大量饮酒会加重病情

国内外大量研究表明，饮酒量与血压高低有着直接的关系，酒喝得越多，血压也就越高，尤其是收缩压明显高于不饮酒的人。

据研究，饮酒之所以会使血压升高，是因为乙醇（酒精）引起了交感神经兴奋，导致心脏输出量增加，且间接引起肾上腺素等其他血管收缩物质的增加。

研究还发现，长期饮酒还会导致心肌细胞损伤，从而引发心肌病。因此，患有高血压或其他心血管疾病的人一定要戒酒。至于那些嗜酒如命的患者，应把每日饮酒量控制在白酒 50 毫升以下，而且最好不要喝烈性酒，以低度酒为宜。

高血压患者为什么要注意补钾

高血压患者显著的病理特征之一，就是动脉壁增厚，但如果能摄入足量的钾，则可有效防治这一病理改变。钾对血管具有保护作用，可防止动脉壁免遭高血压的冲击损伤，可有效降低高血压患者脑卒中（中风）的发生率。

因此，高血压患者应适量增加钾的摄入。有些高血压患者因为持续服用利尿剂和降压药，使钾随尿液排出，发生低钾现象的可能性更大，更应注意补钾。

补钾的方式有两种，一是药补，一是食补。药补是选用含钾的药物，通常以氯化钾为主，这种方式适合于那些常服利尿剂和降压药的患者采用。食补主要是食用那些富含钾的食物，如瘦肉、番茄、马铃薯等，食补适用于所有的高血压患者。

高血压患者为什么不宜吃冷饮

患有高血压、冠心病、动脉粥样硬化等症的患者，不宜大量吃冷饮，因为过量的冷饮进入胃肠后，会造成突然的刺激，使血管收缩、血压升高，从而加重病情，并易诱发脑出血。

高血压患者为什么不可随意用人参滋补

人参是名贵药材、滋补佳品，被许多人视为良药，甚至有千年人参可以"生死人、肉白骨"之说，但人参却并不是人人都适宜服用。

人参一般适用于体虚乏力、元气不足之症，对其他病症并无疗效。如果高血压患者吃了人参，不但于病无补，反而会使血压升得更高；即使是身体健康的人，如果食用人参过量，也会引起面部疱疹或血压升高。因此，人参虽好，但却不是万能药，必须在医师指导下适量服用。

过晚吃晚餐对高血压患者为什么不利

晚餐过晚对身体造成的影响是多方面的。首先，在消化系统尚未完全消化食物时就上床睡觉，时间一长，消化系统就会发生紊乱或功能降低，这会直接导致高血压频繁发作。另外，有些人的晚餐颇为丰盛，食用了大量的蛋白质、脂肪等，这会使血脂、血糖等指标骤然升高，加上睡觉时血液流速缓慢，更容易导致血栓。

高血压患者怎样控制热量的摄入

患有高血压或具有高血压倾向的人，其体内的脂肪含量一般都较高，而机体的代谢水平却降低，如果每天摄入过多的热量，就会降低患者的抵抗力，使病情加重。因此，高血压患者应重视控制热量的摄取。

按国际标准,以 20～39 岁的正常人所需要的热量值为基准,随着年龄的增长,人体所需的热量逐年递减,即 40～49 岁的人所需热量减少 5%,50～59 岁减少 10%,60～69 岁减少 20%,70 岁以上减少 30%。高血压患者不妨以此作为每天摄取热量的参考值。

盲目节食减肥有什么害处

肥胖和超重是高血压发病的重要原因之一,虽然并不是每个肥胖的人都会患上高血压,但总体来讲,体重越重,血压也就越高,而且肥胖本身也是心脑血管病的一大诱因。因此,不少肥胖的高血压患者都将减肥视为降低血压的重要途径。

研究证明,体重每下降 1 千克,血压就下降 1～2 mmHg。这使不少高血压患者喜出望外:如果能减肥 10 千克,血压岂不是就能恢复正常了?于是,许多肥胖而又懒于运动的高血压患者不约而同地将目光转到了节食减肥上面。但实际上,盲目地控制饮食对身体是相当不利的,很容易导致营养不良,不但不能降低血压,反而会使身体患上其他疾病。

因此,高血压患者不可盲目节食减肥,必须采取科学方法来减肥降压,如适当运动等,只有这样才能取得积极的效果。

高血压患者为什么不宜大量食用高嘌呤食物

高嘌呤类食物代谢分解后,会造成血中尿酸水平升高。尿酸会沉积于关节软骨处,从而发生痛风,或沉积于肾脏处

高血压的治疗与调养

形成肾结石。另外,由于尿酸主要通过肾脏排泄,高血压患者尿酸升高对肾脏的损害较高血压本身更大。因此,高血压患者不宜大量进食鱼、虾及动物内脏等高嘌呤食物。

常吃菜籽油对中老年高血压患者有什么不利影响

一般来说,中老年高血压患者宜吃植物油,少吃动物油,这主要是从有利于预防高脂血症和动脉硬化来考虑的,但菜籽油是个例外。虽然同是植物油,菜籽油却富含一种被称做芥酸的长链脂肪酸,如果长期食用富含芥酸的菜籽油,就会因芥酸过多蓄积而引起血管壁增厚和心肌脂肪沉积。

世界卫生组织建议,食用菜籽油中的芥酸含量不得超过5%。而一般未经处理的菜籽油里,芥酸含量可高达40%。

因此,中老年高血压患者尤其是伴有冠心病、冠脉供血不足或心绞痛的患者,不要长期吃菜籽油。

高血压患者饮茶为什么应适量

茶叶中含有茶碱、维生素 C、曲可芦丁(维生素 P)、咖啡碱、茶多酚以及鞣酸等物质,具有兴奋神经、增强血管韧性和弹性、增强心肌收缩力等作用,并有帮助消化、抗癌、抗辐射等功效。实践证明,茶多酚可促进维生素 C 的吸收,维生素 C 可降低血液中胆固醇的含量,同时可增强血管的弹性和渗透能力;曲可芦丁(维生素 P)可扩张血管,降低血压;茶碱也能扩张血管,降低血压;茶叶的利尿作用有助于钠的排出,也有利于降低血压。适量喝茶,对防治高血压是很有好处的。

但是，高血压患者不宜大量饮用浓茶，否则会使心率加快，增加心脏的负担。茶叶中的一些活性物质对中枢神经有明显的刺激作用，能使大脑皮质的兴奋过程加快，使脑血管收缩，这对同时患有脑动脉硬化的高血压患者来讲是一种潜在的风险，可能会导致意外的发生。因此，凡是此类患者一定要适量饮茶，不要喝浓茶，更不要大量喝茶。

高血压患者为什么应少吃或不吃蛋黄

各类蛋黄中胆固醇的含量都比较高。胆固醇进入血管后会黏附在血管壁上，从而引起动脉硬化，使发生心肌梗死的风险增大。因此，高血压患者应忌食各类蛋黄。

高血压患者为什么不宜吃菠萝

菠萝酸甜可口，营养丰富，深受人们的喜爱，但高血压患者却不宜吃菠萝。这是因为菠萝中还含有 5- 羟色胺和菠萝蛋白酶，前者会使血管收缩和血压升高，后者则是蛋白质的水解酶，人吃后可能出现腹痛、头晕等症状，严重者可能导致休克。另外，菠萝里含有丰富的糖苷类物质，食用后会使口腔发痒。因此，医师建议，高血压患者及有皮肤过敏者，均不宜食用菠萝。

高血压患者晚餐用面包做主食有什么不好

白面包中的小麦淀粉会增加体内的胰岛素，而后者在数小时之内就可使血压升高。一项研究发现，血液中胰岛素高的人患高血压的可能性是普通人的 3 倍。

高血压患者为什么不宜多饮葡萄柚汁

时下有不少患者喜欢喝葡萄柚汁，据说这种饮料能降血压、降血脂，还能减肥。殊不知，葡萄柚汁可与药物相互作用，导致不良反应。

研究表明，高血压患者同时服用 5 毫克非洛地平和一杯葡萄柚汁后，非洛地平的生物利用度（即药物进入血液循环的相对吸收程度与速度）增加了 164% ~ 469%，平均为 284%，也就是说，血中药物浓度几乎增加了 2 倍，这导致患者血压显著下降，心率明显加快。患者改服橙汁后，就没有这种相互作用。

值得注意的是，葡萄柚汁还可与某些常用药物发生作用，如镇静催眠药地西泮（安定），可使其生物利用度增加 3.2 倍，峰值血浓度增加 1.5 倍。此外，对维拉帕米、咪达唑仑、三唑仑也有类似影响。

为什么会发生这种相互作用呢？主要是葡萄柚汁中含有的黄酮类柚苷和二羟佛手苷亭，能选择性抑制肠壁组织中的药物代谢酶，使上述地平类药物等的首过效应（指药物在进入全身血液循环前，先被肝脏代谢一部分，使药效显著降低的作用）被抑制，从而使生物利用度和峰值血浓度显著增加，给患者带来了极为危险的不良反应。

而且，葡萄柚汁所含两种成分的半衰期（药物在体内消失一半所需时间）长达 12 小时，其影响药物代谢酶的作用可持续 24 小时，即使在服地平类药物前几小时饮用葡萄柚汁，也无法避免这种相互作用。

因此，高血压患者不宜饮用葡萄柚汁，应改用其他饮料。如果必须饮用，至少要与服用药物的时间间隔 12 小时，或者在医师指导下适当减少地平类药物剂量。

高血压的治疗与调养

适宜高血压患者食用的食物

◈ 芹菜

芹菜，也叫白芹、香芹等，在我国种植很广泛。味甘，性凉，有清凉平肝之功，适用于高血压、头晕、头痛、目赤等症。

医学研究表明，芹菜中含有比较丰富的曲可芦丁（维生素 P），可加强维生素 C 的作用，从而降低血压和血脂，对妊娠性、原发性、更年期高血压均有明显疗效。芹菜中的矿物质和维生素，有镇静和保护血管、增强骨骼发育、预防缺铁性贫血和促进胃肠蠕动的作用。

芹菜根据其种植方法可分为旱芹和水芹两种。旱芹香气浓郁，适合入药，以旱芹加工成的酊剂，对早期高血压有明显的疗效，而且还能降低胆固醇，对冠状动脉硬化患者也有益处。

◈ 茼蒿

茼蒿，有温脾养胃、化痰利气的功效，适用于脾胃虚弱、脘腹胀满、咳嗽痰多、小便不畅等症。

现代医学研究证明，茼蒿营养丰富，除含有蛋白质、脂肪、糖类以及多种维生素之外，还含有挥发油、胆碱等成分，具有降低血压的作用。

◈ 白菜

小白菜的品种繁多, 但功能大致相同, 有消肿散瘀、清热解毒、通利肠胃之功效。

小白菜营养丰富, 人体所需的 8 种必需氨基酸在小白菜里一应俱全。现代医学研究表明, 小白菜对高血压、冠心病、脑血管等疾病均有食疗作用。

◈ 洋葱

洋葱, 也叫葱头, 有健脾消脂、解毒杀虫、清热化痰之功, 适用于高血压、高脂血症、动脉粥样硬化等症。

现代医学研究发现, 洋葱含有前列腺素 A, 可降低人体外周血管阻力, 从而降低血压并具有稳定血压的作用。

药理研究证明, 洋葱中的环蒜氨酸和硫氨基酸能溶解血栓, 抑制高脂肪饮食引起的血胆固醇升高, 改善动脉粥样硬化。洋葱中含有丰富的钙质, 有辅助降压的作用, 经常食用洋葱, 可稳定血压。

◈ 大葱

葱, 也叫四季葱。有通阳发汗、宣肺健脾、解毒消肿、祛风解表之功。

现代医学研究证明, 葱含有的前列腺素 A 是类激素物质, 有一定的降压作用。葱中所含的钾和钙, 有利于降压, 对心血管病有一定的疗效, 葱还有增强纤维蛋白质溶解性和降低血脂的功效, 能溶解凝血块, 避免发生血栓。经常食用以葱配制的菜肴，可使胆固醇不易在血管壁上沉积，有助于防止动脉硬化和冠心病。

◈ 大蒜

大蒜，也叫蒜头，有温中行滞、解毒杀虫之功。现代医学研究发现，大蒜含有较为丰富的蛋白质及多种维生素。近年研究又发现，大蒜中的蒜素和硒不但可降低血胆固醇，抑制血小板凝集，还可以有效地防治高血压、冠心病、糖尿病和动脉硬化。因此，高血压患者适宜吃大蒜。

◈ 番茄

番茄，俗称番茄，有生津止渴、利尿止血、健胃消食之功效，适用于高血压、眼底出血、食欲不振等症。

现代医学研究表明，番茄中的黄酮类物质有显著的降压、止血、利尿作用；维生素C可软化血管而防止动脉硬化。经常吃番茄，对治疗高血压、心血管等症有一定疗效。

◈ 怀山药

怀山药，以河南怀庆县所产最佳，故得名。其味甘，性平，有益肾涩精、补脾养肺之功，适于脾虚食少、消瘦、泄泻、乏力、带下及消渴等症。

现代医学研究发现，山药不但含有丰富的淀粉、蛋白质、无机盐等营养成分，还含有多种维生素，能预防心血管系统脂肪沉积，保持血管弹性，防止动脉粥样硬化的发生。但应注意的是，山药具有收敛作用，大便燥结者不宜食用。

◈ 马铃薯

马铃薯,也叫马铃薯、洋芋等,有和中调胃、健脾益气、消炎解毒之功。

现代医学研究表明,马铃薯里钾的含量很高,每 100 克含钾 502 毫克,钾盐能利尿、增加血管弹性、加速胆固醇在肠道内的代谢,因此能预防血胆固醇增高,同时还有降压作用。

马铃薯中所含的粗纤维具有促进胃肠蠕动的作用,能治疗习惯性便秘,这对高血压患者的健康也有益处。

◈ 冬瓜

冬瓜,也叫白瓜,有解毒生津、清热利水、润肺消痰、防暑止咳之功效,适用于水肿、胀满、脚气、咳嗽等症。

冬瓜除含有大量水分之外,还含有蛋白质、糖类、粗纤维等营养成分;冬瓜含钠量较低,对动脉粥样硬化、冠心病、高血压、肾炎水肿等均有辅助疗效。

◈ 苦瓜

苦瓜是一种营养价值很高的蔬菜。现代营养学研究表明,苦瓜含有较为丰富的蛋白质、脂肪、粗纤维等成分,而且维生素 C 的含量每 100 克可达 56 毫克,这对于维持血管弹性、维持正常生理功能、防治高血压病均具有重要意义。

苦瓜是高钾食物,每 100 克苦瓜含钾量高达 256 毫克,而含钠量则很低,仅为 2.5 毫克,钾/钠比值为 102.4。凡钾/钠比值 ≥ 10 的食物对高血压病都有较好的防治作用,在膳食中适当增加钾的摄入,就能使血压降低。因此,对于高血压患者而言,经常食用苦瓜有助于机体钾/钠比值的增高,从而起到降低血压的作用。

◈ 胡萝卜

胡萝卜，也叫金笋，历来被人们视为菜中的上品。因为它含有丰富的营养，尤其含有大量的胡萝卜素。这一点可以从胡萝卜的颜色上看出，颜色越深，其含有的胡萝卜素就越丰富。

现代医学研究发现，胡萝卜素里含有的槲皮素、山奈酚等物质，是组成生物类黄酮的必需物质，具有促进维生素 C 吸收的作用和改善微血管的功能，能增加冠状动脉血流量，降低血脂，促进肾上腺素的合成，因而有降压强心的作用。需要注意的一点是，最好用炒的方法烹制胡萝卜，生吃或煮吃均不利于胡萝卜素的吸收。

◈ 玉米

玉米，也叫玉蜀黍，有调中开胃、益肺宁心、清湿热、利肝胆的功效，适用于尿路感染、慢性肾炎、胆囊炎、高血压、高血脂等症。

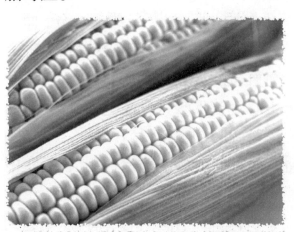

研究表明，玉米所含的脂肪为精米精面的 4～5 倍，而且富含不饱和脂肪酸，其中 50% 为亚油酸，可防治高血压、冠心病、心肌梗死等疾病，并能延缓细胞衰老。

值得一提的是,用玉米酿成的油是一种很好的药物,常食可降低血液中胆固醇含量,并能软化动脉血管。因此,高血压患者不妨多食玉米油。

◈ 蚕豆

蚕豆,也叫胡豆,有补中益气、止血降压、涩精实肠、健脾化湿等功效。

研究表明,蚕豆含有丰富的植物蛋白,可延缓动脉硬化;含有的丰富的粗纤维,可以降低血液中的胆固醇。因此,蚕豆对于治疗动脉硬化、高血压及抗衰老均有一定功效。

◈ 绿豆

绿豆,又名青小豆,有清热解毒、消暑利水、明目降压、利咽清肤等功效。

绿豆属于高钾低钠食品,因此常吃绿豆或绿豆制品可降低血压。炒绿豆芽也很适合高血压和冠心病患者食用。

◈ 黄豆

黄豆味甘、性平,有健脾宽中、润燥利水、活血解毒之功效。

黄豆中脂肪的含量为 18.4%,其所含脂肪基本上都是不饱和脂肪酸,其中油酸占 35%,亚油酸占 55%,亚麻酸占 6%。此外,黄豆中还含有 1.64% 的磷脂。这些不饱和脂肪酸能防止胆固醇在人体动脉壁内沉积,也正因为如此,黄豆被推荐为防治高血压、动脉粥样硬化等疾病的理想保健食品。

◆ 梨

梨味甘酸，性凉，有生津润燥、清热化痰之功效。梨含有丰富的蔗糖、水分、苹果酸、胡萝卜素以及多种微量元素，有"百果之宗"的美誉，高血压患者食之，可滋阴清热、降低血压。

◆ 苹果

苹果是人们常见、常吃的水果之一，其味甘，性凉，有健脾益胃、生津润肺之功效。

医学研究表明，高血压患者体内钠盐的含量往往很高，是引起高血压和脑卒中（中风）的原因之一，而苹果中含有一定量的钾盐，可将人体血液中的钠盐置换出来，有降低血压的功效。苹果中含有较多的苹果酸，可分解沉积在体内的脂肪，具有减肥的作用，同时具有降低胆固醇，对抗动脉硬化的作用。苹果中含有果胶质，它是一种可溶性纤维质，也有助于降低胆固醇。苹果还富含粗纤维，能刺激肠道蠕动，促进排便。

高血压患者一年四季都适宜食用苹果，对降低、稳定血压有积极的作用。

◆ 柿子

柿子种类繁多，约有 800 种以上。其味甘、涩，性寒，有润肺生津、涩肠健脾、清热止血之功效，主要用于治疗热咳嗽、脾虚泄泻、咯血便血、尿血、高血压等。

研究表明，柿子及加工后的柿饼属于低钠食品，经常食用之，对预防、治疗高血压病均有积极作用。柿液所含的单宁成分及柿叶中提炼出的黄酮苷能降低血压,并能增加冠状动脉的血流量,从而有利于维持正常的心肌功能。

◈ 西瓜

西瓜,又有寒瓜之称。其味甘,性寒,有清热解暑、通利小便之功效。

西瓜所含的配糖体等成分有降低血压的作用,西瓜仁及西瓜皮均有良好的降压效果。盛夏季节,高血压患者多吃西瓜,不仅可祛暑降温,还能帮助降低血压。

◈ 猕猴桃

猕猴桃味甘酸,性寒,有解热止渴之功,适于烦热咽干、暑热消渴,也可用于防治癌症、高血压、心脏病等。

猕猴桃果汁能防止致癌物质亚硝胺的生成,且能降低血清胆固醇和三酰甘油的含量,常食之可有效预防和辅助治疗高血压。

◈ 橘子

橘子的营养成分以维生素 C 和柠檬酸为主,维生素 C 具有美容作用,而柠檬酸具有消除疲劳的功效。橘子内侧的薄皮还含有果胶,可促进通便,并可降低胆固醇。此外,橘皮苷还可以加强毛细血管的硬度,降血压、扩张心脏的冠状动脉,因此,橘子是预防和治疗高血压、动脉硬化的理想水果。

◈ 香蕉

香蕉是人们喜爱的水果之一,味甘,性寒,有清热、润肠、解毒之功,常用于治疗热病烦渴、大便秘结、高血压等症。

香蕉中含有丰富的血管紧张素转化酶抑制物质,可抑制血压升高。香蕉中含钠量极低,而且富含钾离子,具有保护心肌细胞,改善血管功能的作用,可对抗因钠离子过多而造成的血压升高和血管损伤。因此,高血压、冠心病患者宜常食用香蕉。

◈ 柠檬

柠檬味酸,性平,具有生津止渴、祛暑安胎的功效。其果实汁多味酸,一般不宜生吃,但可加工成各种饮料。

现代医学研究表明,柠檬酸与钙离子结合成可溶解性配位化合物,具有缓解钙离子促进血液凝固的作用,因而可用于预防和治疗高血压及心肌梗死。近年来,人们十分重视柠檬的保健作用,将其制成保健饮料,高血压、心肌梗死患者可经常饮用来保护血管,改善血液循环。

◈ 红枣

红枣,也叫大枣,味甘,性温,有补脾和胃,益气生津等作用,常用于脾虚便溏、气血不足、心悸、高血压等症。

研究表明,红枣中所含的环腺磷酸苷有扩张血管的作用,可改善心肌的营养状况,增强心肌收缩力,有利于维护心脏的正常功能;此外,红枣中所含的丰富的曲可芦丁(维生素P)能保护人体的毛细血管,并有降低血压的作用。

◈ 核桃

核桃,也叫胡桃,其味甘,性温,有温肺定喘、补肾固精之功效。

核桃仁中含有脂肪酸、碳水化合物、蛋白质以及钙、铁、磷等微量元素。其中,脂肪酸的含量达到 60%～70%,主要成分是亚油酸甘油脂,混合有少量的亚麻酸、油酸甘油脂等。

在核桃仁中,钙、铁、磷等微量元素在降低血压、血糖和保护心脑血管等方面具有重要的作用。锌元素不但有生血功能,而且可降低并消除镉的致高血压作用。适用于防治高血压。

◈ 花生

花生有"长生果"之称,味甘,性温,有补肺润燥、健脾和胃等功效。

花生具有很高的营养价值,每 100 克花生中含蛋白质 27 克,脂肪 40 克,糖类 22 克,磷 400 毫克、铁 2 毫克、钙 71 毫克,还含有较高的胡萝卜素、B 族维生素、胆碱等。花生里还含有多种脂肪酸,其中 80% 以上为不饱和脂肪酸,而且有将近一半是亚油酸,有降低胆固醇、防治动脉粥样硬化、降低血压等作用。

临床试验表明,将花生米用醋浸泡 1 周,每晚食用 7～10 颗,可降低患者的血压,有时甚至能使高血压患者的血压降到正常人的水平;花生壳也有降血压的作用,将花生壳洗净冲水饮用,对高血压和高脂血症有一定的疗效。

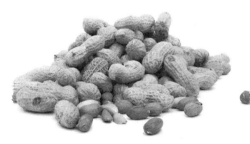

花生是高脂肪、高热量食品,因此不宜一次吃太多。由于花生中所含的油脂成分具有缓泻作用,因此,肠胃不好的人不宜食用花生。

◈ 虾皮

虾皮是毛虾的干品,营养价值比较丰富,每100克虾皮里含蛋白质20克,钙2克,磷1克。

虾皮味甘,性平,有补肾壮阳、补钙降压的功效,适用于高血压、阳痿、脾胃虚弱、消化不良等。高血压患者适量进食虾皮,可降低血压,并能防治脑血管意外。

◈ 海带

海带味甘,性寒,有软坚化痰、利水泻热、祛脂降压等功效。

实践证明,从海带里提炼出的褐藻酸钠盐有降压作用。沿海一带的民间早就有熬海带汤治疗高血压的习惯。海带还是一种碱性食品,经常食之,可增加人体对钙的吸收能力。高血压患者经常食用海带,不但可降低血压,还可分解脂肪,一举两得。

◈ 蜂蜜

蜂蜜味甘,性平,具有润肺补中、解毒缓急、通便滑肠的功效。蜂蜜中含有果糖、葡萄糖、蔗糖、多种维生素和矿物质,以及多种微量元素。常食蜂蜜可促进人体组织的新陈代谢,有改善血液循环、消除疲劳、降低血压、防止血管硬化、扩张冠状动脉的作用。

◈ 芝麻

芝麻,也叫胡麻,味甘,性平,有补血明目、生津通乳、益肝养发、祛风通肠之功效,适用于身体虚弱、头发早白、贫血萎黄、大便燥结、高血压、高脂血症等患者。

芝麻含有 60% 的脂肪油,以及蛋白质、芝麻酚、维生素 E 以及铁等营养成分,长期食用可防治高血压、高血脂等病,还有延缓衰老的功效。

芝麻榨出的油更是高血压患者的食疗佳品。大量实践表明,长期食用芝麻油能明显降低高血压的发病率,经常食用芝麻油的患者还可适当减少用药剂量。

◈ 各类食醋

醋味酸苦,性温,有活血散瘀、消食开胃、解毒杀虫之功效,适用于消化不良、高血压、动脉硬化、昏厥等。

中医上常用醋泡花生米,每天食用可降低血压,软化血管,减少胆固醇的沉积,对预防和治疗心血管疾病有良好的效果。

◈ 菊花茶

菊花味甘苦,性微寒,有疏风清热、平肝明目之功效,适用于风热感冒、高血压和各种眼科病症。

菊花之所以能降血压,是因为它能抗肾上腺素、扩张外周血管并抑制血管运动中枢。因此,高血压患者可经常泡菊花茶饮用,每次 9～60 克。

高血压患者一日三餐调养食谱

各类调养主食

◈ 玉米烩饭

用料：大米饭 200 克，芹菜 50 克，火腿 50 克，甜玉米罐头 1 个，鸡蛋 2 个，食盐、汤、湿淀粉各少许。

制法：

① 火腿切丁，芹菜择洗干净后切成细末。

② 炒锅上火，将玉米连同罐头里的浆汁一起入锅，放入汤同煮，待汤沸后撒入食盐，用湿淀粉勾芡；待汤再沸时，将鸡蛋打入锅，并快速搅拌，鸡蛋将要起泡时熄火。

③ 将热米饭盛入碗内，再把煮好的甜玉米浆及鸡蛋一起淋在饭上，最后撒上火腿末和芹菜末，拌匀即可。

功效：益肺补肾，有助于血管舒展，降低血压。

◈ 荷叶大米饭

用料：大米 150 克，红枣 10 枚，鲜荷叶两张，精盐少许。

制法：

① 大米淘洗干净,倒入砂锅内煮沸 20 分钟。红枣洗净,去核;新鲜荷叶洗净,两张平铺。

② 将半熟的大米饭与红枣、精盐搅匀,用荷叶包好,放入蒸笼,用小火蒸至荷叶香味溢出即成。

功效:活血化瘀,清热生津。适用于心肾不交、瘀血阻脉、痰浊中阻型高血压病以及头晕目眩、食欲不振等症。

◈ 兔肉香蕉粥

用料:兔肉、大米各 100 克,香蕉 4 根,姜丝、葱末、精盐、鸡精各适量。

制法:

① 兔肉洗净,切丁;大米淘洗干净;香蕉去皮,切成小块,装入盘中备用。

② 锅内加适量水,放入大米,烧沸后加入兔肉、姜丝、葱末、精盐,再煮至粥熟,放入香蕉块稍煮,放入鸡精调味即可。

功效:益气生津,凉血润燥。适用于肝郁化火、风阳上扰型高血压。

◈ 腐竹豌豆粥

用料:水发腐竹150克,豌豆50克,红枣15枚,大米50克。

制法:

① 腐竹切成 1 厘米长的小段,放入碗中备用;豌豆洗净;大米淘洗干净。

② 将红枣洗净,与豌豆同入砂锅,加水煨煮至豌豆熟烂,加入大米拌匀,继续煨煮成稠粥,加入腐竹段,用文火煨煮至沸即成。

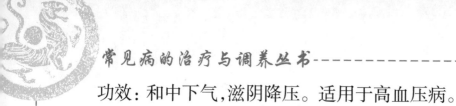

功效：和中下气,滋阴降压。适用于高血压病。

◈ 萝卜莲肉饭

用料：胡萝卜 200 克,大米 150 克,莲子肉 30 克,大枣 10 枚。

制法：

① 鲜胡萝卜洗净(保留外皮),煮沸两次后取汁 500 毫升;莲子肉去心,用清水浸泡 20 分钟;大枣洗净,去核。

② 取胡萝卜加适量清水,与莲子肉、大枣、大米一起入锅,用武火煮沸后,转用文火慢煮至香熟即可。

功效：补脾养肝,强心利尿。主治各种类型的高血压病。

◈ 山楂红枣冬菇饭

用料：大米 250 克,冬菇 100 克,鲜山楂 50 克,红枣 4 枚,白糖适量。

制法：

① 山楂洗净后切片,去核;红枣洗净去核;冬菇用清水泡软后切丝。

② 将大米淘洗干净后下入砂锅,按常法煮至水分快干时,将山楂片、红枣、冬菇丝、白糖均匀置于米饭上,盖严慢火焖熟即可。

功效：补虚养血,活血化瘀。适用于高血压、冠心病。

◈ 核桃米饭

用料：米饭 100 克,鸡丁 50 克,核桃仁 30 克,植物油 30 克,葱花 10 克。

制法：

① 核桃仁用油炸香后装盘备用；鸡丁用油滑透，捞出沥油备用；把米饭盛入碗中备用。

② 将植物油倒入锅中，用武火烧至六成热，加葱花爆香，加鸡丁、核桃仁、米饭，翻炒均匀后即可出锅。

功效：补肾壮阳，润肠通便。适用于高血压以及便秘、阳痿等症。

◆ 芹菜面

用料：芹菜 100 克，挂面 100 克，豆腐 100 克，火腿肉 50 克，香菇 30 克，枸杞子 12 克，葱、酱油、蒜各 10 克，植物油、精盐、姜各 5 克，清水 300 毫升。

制法：

① 芹菜洗净，切成小丁；枸杞子洗净去杂质；豆腐、火腿肉切成小丁；香菇发透，去根蒂后切成小丁；将葱切花，蒜切片，姜切丝后备用。

② 将炒锅置于火上，倒入植物油烧至六成热时，加入葱、姜、蒜爆香，倒入豆腐、芹菜、枸杞子、香菇、酱油、火腿、精盐，加清水，用文火煮半小时后，装盘备用。

③ 往锅中加水 1500 毫升，用武火烧沸，下入挂面，煮熟后捞入盆中，将芹菜、豆腐、面条搅拌均匀即可。

功效：降低血压，固肾补虚。适用于肾阴虚损型高血压病。

◈ 牛肉萝卜炒荞麦面

用料：生荞麦面条 250 克，牛肉 150 克，胡萝卜 100 克，料酒、食盐、鸡精、葱末、姜末、植物油各少许。

制法：

① 牛肉洗净切成片；将胡萝卜去根，洗净切片。

② 炒锅置火上，倒入植物油，待烧热时放入牛肉煸炒，炒熟后加入料酒、葱末、姜末、食盐，再煸炒片刻，放入胡萝卜片，煸炒入味后备用。

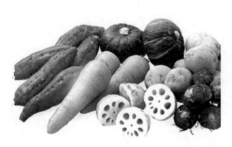

③ 把荞麦面条放入沸水锅中，用文火煮熟捞出装碗，浇上热牛肉汤，撒上鸡精，拌匀即可。

功效：降低血压，健脾养胃。适合各类高血压患者食用。

◈ 蘑菇木耳饺

用料：猪肉 250 克，蘑菇 100 克，木耳（干）10 克，面粉 20 克，鸡蛋 75 克，大葱、麻油、盐、味精各适量。

制法：

① 将新鲜猪肉洗净绞成肉馅备用；将干木耳放入热水中泡透后洗净切碎，加麻油、盐、味精拌匀成馅。

② 鲜蘑菇放入沸水锅中略焯后捞出，先切成片，然后剁成细粒；蘑菇粒加麻油、盐、味精拌合，与木耳粒一起加入鲜肉馅中拌匀。

③ 将面粉、盐、30 毫升水、鸡蛋混合在一起，揉搓成面团，再将面团分小块，擀成面皮，包成饺子，以常法煮熟食用。

功效：通利肠道，和血降压。适用于高血压患者食用。

◈ 海带粳米粥

用料：海带 50 克,粳米 150 克,绿豆 50 克,赤砂糖适量。

制法：

① 将海带洗净切丝,备用;将绿豆、粳米淘洗干净,备用。

② 锅中加水适量,放入粳米、绿豆,先用武火烧沸,再改用文火熬粥;当粳米熬烂时,把海带丝撒入锅内,再煮片刻。

③ 将红糖加入锅内拌匀,即可食用。

功效：利水泻热、祛脂降压。适合高血压患者食用。

◈ 玉米绿豆粥

用料：玉米粉 150 克,绿豆 100 克。

制法：

① 将玉米粉放入海碗中,加水浸透,搅拌成糊。

② 将绿豆洗净后入锅中,加清水适量并烧沸;待绿豆煮至烂熟时,把稀玉米糊缓缓倒入并不断搅拌,防止粘锅;等再次沸腾后,改用文火略煮即可。

功效：降低血压,止渴清热。

◈ 绿豆黑芝麻粥

用料：绿豆、黑芝麻各 200 克。

制法：将绿豆和黑芝麻分别炒熟、研成粉,用沸水调成粥状即可。每日 2 次,每次 50 克。

功效：清热解毒,利水降压。适合高血压患者食用。

◈ 莲子粥

用料：莲子 15 克,糯米 30 克,红糖适量。

制法：将莲子、糯米、红糖一同放入砂锅中，加适量水煎煮，煮沸后改用文火煮，煮至黏稠为度。

功效：补益心肾。适用于高血压、眩晕、失眠多梦等症。

◈ **银耳粥**

用料：银耳 20 克，红枣 15 枚，大米 100 克。

制法：

①银耳用冷水浸泡后洗净，撕开，放入碗中备用。

②红枣洗净，去核，与淘洗干净的大米倒入砂锅，加水煨煮至半熟时，加入涨发好的银耳，继续用文火同煨至粥熟烂即可。

功效：滋阴生津，益气降压。适用于各类型高血压。

◈ **茄子粥**

用料：紫茄 200 克，肉末 50 克，大米 100 克、葱花、姜末、精盐、鸡精、植物油、黄酒各适量。

制法：

①茄子洗净，切成丝，用沸水焯一下，沥去水分备用。

②炒锅置火上，注入植物油，烧至七成热时，加葱花、生姜末，煸炒出香；加肉末、黄酒，熘炒至肉将熟时，加入茄丝翻炒片刻，离火待用。

③大米淘洗干净，放入砂锅，加水适量煨煮成稠粥，粥将成时，拌入茄丝、肉末，加精盐、鸡精，再煮至沸即成。

功效：清热活血，利尿降压。适用于高血压病、冠心病、动脉硬化症。

◈ **冬瓜大米粥**

用料：冬瓜 500 克，大米 100 克、葱花、姜末、精盐、鸡精各适量。

制法：

① 冬瓜洗净，去掉表皮及瓜瓤，将瓜肉切碎，放入家用果汁机中搅打成糊，盛入碗中备用。

② 大米淘洗干净后放入砂锅，加适量水，用中火煨煮成稠粥，粥将成时加冬瓜糊，拌匀，加入葱花、姜末、精盐、鸡精调味，再煮沸即可。

功效：清热解毒，利尿降压。适用于高血压患者食用。

◈ **豆浆粥**

用料：豆浆汁 500 克，大米 50 克，砂糖或细盐少许。

制法：

① 将洗净的大米、豆浆汁一起放入砂锅中，煮至粥稠、表面有粥油后，放入砂糖或细盐，拌匀即可。

② 每日早晚各 1 次。

功效：补虚润燥。适用于动脉硬化、高血压、高脂血症和冠心病患者。

◈ **玉米粉粥**

用料：大米 100 克，玉米粉 50 克。

制法：

① 大米淘洗干净；玉米粉装入大碗，加冷水调成稀糊。

② 将大米倒入锅中，加入适量清水，用武火烧沸，改用文火煮至九成熟，再将玉米糊倒入锅中，边倒边搅，继续用文火

煮至玉米烂成粥即可。每天早晚各 1 次。

功效：适用于各类高血压患者。

◈ **海参粥**

用料：大米 60 克，海参 15 克，葱、姜、盐各少许。

制法：将海参泡发后洗净，切块；将大米淘洗干净，放入锅中，再加入海参、葱、姜、盐、清水各适量，熬熟即可。每日 1 次。

功效：滋阴润燥，养胃健脾。适用于高血压以及四肢乏力、头晕目眩、惊悸失眠等症。

◈ **芹菜菠菜粥**

用料：芹菜、菠菜各 250 克，大米 100 克。

制法：

① 芹菜、菠菜择洗干净，切成小段；将大米淘洗干净后备用。

② 把大米放入锅中，加清水 800 毫升；将锅置武火上烧沸后，改用文火煮 30 分钟；放入菠菜、芹菜，再次烧沸，打开盖煮 10 分钟即可。

功效：养血润燥，散瘀消积。适用于高血压、大小便不畅等。

◈ **核桃菊花粥**

用料：大米 100 克，菊花 15 克，核桃仁 15 克。

制法：

① 菊花洗净，去掉杂质；核桃仁洗净；将大米淘洗干净后备用。

② 将大米、菊花、核桃仁一同入锅,加清水 800 毫升。锅置武火上烧沸,改用文火煮 1 小时即可。

功效:散风热、补肝肾,适用于高血压。

◈ 荷叶粥

用料:大米 100 克,新鲜荷叶 1 张,冰糖少许。

制法:

① 新鲜荷叶洗净熬成汤,再同大米、冰糖放在一起煮成粥即可。

② 每天早晚各 1 次,食用前稍稍加热。

功效:适用于高血压、高血脂等症。

◈ 胡萝卜粥

用料:新鲜胡萝卜、大米各适量。

制法:胡萝卜择洗干净后切碎,与大米拌匀后入锅,加适量清水熬粥,至米开粥稠即可。每天早晚各 1 次,食用前稍稍加热。

功效:健脾和胃,下气化滞,降压利尿。适用于高血压、消化不良等症。

◈ 菠菜粥

用料:大米、菠菜各 50 克。

制法:菠菜洗净后切成段。将大米淘洗干净后煮粥;待粥成时加入菠菜煮熟即可。可作为早餐食用。

功效:养血活血,清热润肠。适用于高血压、贫血、便秘等症。

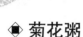

◈ **菊花粥**

用料：大米 100 克，菊花末 15 克。

制法：

① 菊花去蒂，上锅蒸后晒干或风干，研成末备用。

② 大米淘洗干净，置砂锅中，加适量清水用武火烧沸，然后改用文火熬煮，待成粥时，倒入菊花末，拌匀即可。

③ 可作为主食，早晚各 1 次。

功效：清热凉血。适用于高血压。

◈ **甜浆粥**

用料：大米 50 克，新鲜豆浆、冰糖各适量。

制法：将大米倒入豆浆中，入锅置火上熬煮成粥；待粥成后，加入冰糖再煮沸即可。每日早晚各 1 次，食用前稍稍加热。

功效：健脾养胃，润肺补虚。适用于血管硬化、高血压和冠心病。

◈ **扁豆芝麻粥**

用料：大米 60 克，扁豆 50 克，芝麻 20 克，白糖、葱花各适量。

制法：扁豆用温水浸发；芝麻淘洗干净。大米淘洗干净，同扁豆拌匀入锅，加入适量清水，以武火煮至八成熟，加入芝麻、白糖，待粥稠时放入葱花调匀即可。

功效：滋肝益肾，健脾润燥。适用于阴虚阳亢、肝肾阴虚型高血压病。

◈ **淡菜皮蛋粥**

用料：淡菜 30 克，皮蛋 1 个，大米 100 克，精盐少许。

制法：

① 淡菜洗净，皮蛋去壳切碎。

② 大米加适量清水煮粥，待粥开时加入淡菜同煮，粥将成时放入皮蛋，稍煮后加盐调味。

③ 每日早晨食用，连食 5～7 日为 1 个疗程。

功效：滋阴降火，清热除烦。适用于各类型高血压。

各类调养菜谱

◈ **姜汁菠菜**

用料：菠菜 250 克，姜汁、植物油、盐、白糖、醋各适量。

制法：菠菜洗净，入沸水锅中稍烫，至刚断生时捞起，沥干、晾凉。菠菜入盘中，加姜汁、油、盐、白糖、醋拌匀即可。

功效：菠菜养血润燥，姜汁开胃进食。本菜具有养阴血而不害脾胃的特点。适用于头昏头痛、面红目眩、高血压等症。

◈ **香菇油菜**

用料：油菜 500 克，水发香菇 60 克，花生油（或猪油）、精盐、料酒、水淀粉、香油、鸡精、猪骨汤料各适量。

制法：

① 油菜去老叶、老根，洗净；香菇去根蒂，洗净。

② 锅置火上，放油，烧至六成热，加入全棵油菜，煸炒至

熟,加少量精盐,起锅,放鸡精,将熟油菜铺于盆中。

③ 再起热锅,倒油,烧热,将香菇入锅炒 3 分钟,加猪骨汤、料酒、精盐,焖烧 5 分钟,再加鸡精,用水淀粉勾芡,浇上香油,颠翻几下出锅,浇于油菜上即成。

功效:油菜性凉,味甘苦,有清热解毒、散血消肿等功效;香菇性平,味甘,有益气补虚、治风破血、健脾和胃等功效。适用于高血压患者食用。

◈ 香芹醋花生

用料:红衣花生仁 500 克,香芹 100 克,食醋 100 毫升,香油、精盐适量。

制法:

① 花生仁置于食醋中浸泡 1 周以上,食用时取适量。

② 香芹洗净,切成长约 3 厘米的段,晾干水分。

③ 香芹与食醋、花生仁拌匀后,放入香油、精盐调匀即可。

功效:清热解毒,补益气血。适用于高血压患者。

◈ 素炒五丝

用料:马铃薯 100 克,芹菜 250 克,大萝卜 60 克,黄花菜 30 克,香干(豆腐干)2 块,植物油 40 毫升,葱 8 克,姜 8 克,鸡精 3 克,盐 2 克。

制法:

① 葱去根及干皮,切成丝;姜洗净,切成细末。芹菜去根及大叶,洗净,切成长约 3 厘米的段;将马铃薯去皮,洗净后切成细丝;将黄花菜用温水泡开,捞出后挤去水,先切去底端

硬蒂,再从中间切断;香干先片成薄片,再改刀切成丝;将大萝卜洗净切成细丝。

②锅内注入清水,烧沸后将芹菜段入锅略焯。炒锅内注入植物油;油热后下葱、姜煸出香味,下大萝卜丝、马铃薯丝,炒至断生;下黄花菜、香干丝及芹菜段,略炒。下盐及鸡精,炒匀后出锅即可。

功效:有防止动脉硬化、降低血压之功效。适宜高血压患者佐餐食用。

◈ 萝卜拌香菜

用料:萝卜300克,香菜25克,红辣椒、青辣椒各20克,香油20毫升,精盐、陈醋、胡椒粉各适量。

制法:

①香菜除去杂质,连根洗净后沥干。萝卜洗净(不去皮),切成细丝,加入精盐腌10分钟左右,挤干水分,放入盆中备用。

②辣椒去蒂、去子,切丝,加入少量精盐腌3分钟后,与萝卜丝拌匀,再放入沥干的香菜和精盐、醋、胡椒粉、香油搅拌均匀即可。

功效:此菜健脾开胃,适宜于高血压伴有食滞不消、脘腹胀满者。

◈ 海带爆木耳

用料:水发黑木耳250克,水发海带100克,蒜、葱、酱油、植物油、精盐、白糖、鸡精、香油各适量。

制法:

①海带、黑木耳洗净,切丝装盘备用。

②锅置火上,注入植物油,烧热,爆香蒜、葱花,倒入海带、木耳丝,急速翻炒,加入酱油、精盐、白糖、鸡精,淋上香油即可。

功效:安神降压,活血化瘀。适用于高血压。

◆ 焖豆角

用料:豆角 400 克,香菇 50 克,植物油 15 毫升,酱油 10 毫升,盐 3 克,料酒 5 毫升,葱、姜各 5 克,鸡精 2 克,高汤适量。

制法:

①将豆角洗净,掐去两端尖角。掐时顺便将两侧的筋撕去,掰成 3 厘长的段。将葱去根及干皮,切成薄片;把姜洗净切成末。将香菇用温水泡发两小时左右,泡好后洗去泥沙,切成 1 厘米左右的宽条。

②往炒锅内放入植物油,油热后下葱、姜炝锅,入料酒、高汤(或清水)少许,倒入豆角段及香菇条,加入酱油、盐翻炒均匀,盖上锅盖儿,用文火焖烧。至豆角绵软,放入鸡精,出锅装盘即可。

功效:豆角含钠量低,适于高血压患者食用。

◆ 炒金针菇

用料:金针菇 150 克,葱丝、姜丝、水发冬菇、笋丝、香油、芝麻、碘盐、鸡精、白胡椒粉、清汤、料酒各适量。

制法:

①金针菇用清水泡 1 小时,捞出切去蒂;冬菇切丝。

②将锅置火上,加适量香油,烧至四成热,下入葱、姜丝

爆锅,下入金针菇、冬菇丝、笋丝、料酒、芝麻、碘盐、鸡精、白胡椒粉、清汤炒匀至熟,出锅装盘即成。

功效:活血散瘀,降低血压。适于高血压患者食用。

◈ 清炒苦瓜

用料:新鲜苦瓜 250 克,花生油、生姜丝、葱花、精盐、鸡精各适量。

制法:

① 新鲜苦瓜洗净,去子,切成细丝。

② 锅置火上,加入适量的花生油烧热,加入适量生姜丝、葱花,略炸一下,随即放入苦瓜丝爆炒片刻,加精盐、鸡精略炒即可。

功效:具有清热明目、促进食欲的功效,适用于患有糖尿病、高血压病、动脉硬化症、慢性胃炎等症的患者。

◈ 冬笋炒荠菜

用料:荠菜 350 克,冬笋 150 克,植物油 25 毫升,葱 15 克,料酒 5 毫升,淀粉 5 克,盐、鸡精各 3 克。

制法:

① 葱去根及干皮后切成小段,并从中剖开;将淀粉用水溶成水淀粉。

② 锅中加清水,待水沸腾后放入冬笋,煮 20 分钟左右,捞出沥干,待凉后切成 2 厘米宽、1 厘米厚、3 厘米长的条块。荠菜择洗干净,放入沸水中快速焯一下。

③ 锅内注入植物油,油热后下入葱段,用文火反复煸炒至葱出香味;下入冬笋及荠菜,加盐、鸡精炒匀后,下水淀粉

勾薄芡,出锅装盘即可。

功效:荠菜味甘,性平,有凉血、清热、利水之效;冬笋有清肝、降压安神之功效。适于高血压患者食用。

◈ **三色松**

用料:豆腐皮 200 克,胡萝卜 200 克,蒜苗 50 克,食盐、鸡精、白糖、香油、辣椒油各少许。

制法:

① 豆腐皮切成细丝,在沸水中略焯;胡萝卜去根,洗净,切成细丝;蒜苗洗净,切成段。

② 将胡萝卜丝、豆腐皮丝放入沸水锅中焯熟;将蒜苗过水略焯,立即用漏勺捞出沥水。

③ 将胡萝卜丝、豆腐丝、蒜苗段装入盘中,放入食盐、鸡精、辣椒油、白糖,拌匀,淋上香油即可。

功效:降脂降压,平肝潜阳,活血舒筋。适宜于各类高血压患者食用。

◈ **素炒洋葱**

用料:洋葱 300 克,植物油、酱油、醋、鸡精、食盐、白糖、料酒各适量。

制法:

① 洋葱切掉根,剥去外皮,洗净切丝。

② 油锅烧热,放入洋葱丝煸炒片刻,烹入料酒,加酱油、食盐、白糖、鸡精,炒匀后淋少许醋即可。

功效:清热化痰,扩张血管。适用于高血压、冠心病、动脉硬化等患者食用。

◈ 清蒸紫茄

用料：紫茄 250 克，植物油、葱花、生姜末、精盐、白糖、蒜泥、鸡精、香油各适量。

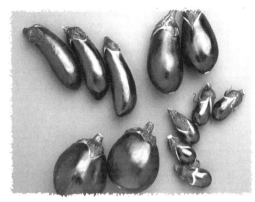

制法：将紫茄洗净，去茄蒂后用刀纵向切成四份，放入碗中，加植物油、葱花、生姜末，隔水蒸熟后，加少许精盐、白糖、蒜泥、鸡精，淋入香油，拌匀即成。

功效：清热消肿，散血降压，利尿解毒。适用于高血压病、冠心病、动脉硬化等症。

◈ 砂锅鲜蘑豆腐

用料：豆腐 150 克，鲜蘑菇 100 克，虾仁 10 克，香油 5 毫升，盐 4 克，鸡精 2 克，白胡椒粉 1 克。

制法：

① 鲜蘑菇洗净，挤去水分，切成薄片。豆腐洗净，切成小块；将虾仁洗净后沥干。

② 锅内注入香油，待油烧热后，下入虾仁爆炒一下即倒入沸水碗中，待其冷却后连水倒入砂锅中。

③ 砂锅置火上，煮沸后下入豆腐块、鲜蘑菇片烧沸，再下入鸡精、盐、胡椒粉即成。

功效：鲜蘑菇、豆腐均有较好的降血压作用，适用于高血压患者食用。

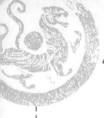

◆ **八宝莲子**

用料：水发莲子、糯米各150克，红枣100克，薏苡仁50克，橘饼、青梅、冬瓜条、桂圆肉各40克，白糖200克，桂花酱、湿淀粉各5克，花生油35克。

制法：

① 糯米、薏苡仁分别淘洗干净，分放在两个碗内；糯米加水50克、薏苡仁加水10毫升，一起入笼蒸熟取出。

② 莲子用沸水滤过；将红枣洗净去核，与橘饼、青梅、冬瓜条、桂圆肉均切成1厘米见方的丁，分别用沸水焯过。

③ 将莲子放入碗内，摆成蝴蝶形状，周围用红枣、橘饼、青梅、冬瓜条、桂圆肉分层围好，然后把蒸好的薏苡仁放入碗内摊平；糯米加熟花生油、桂花酱3克、白糖150克拌匀，倒在薏苡仁上推平，入笼蒸透取出，翻扣在盘内。

④ 锅中注入清水，加入白糖、桂花酱烧沸，用湿淀粉勾芡后浇在盘内即成。

功效：顺气化痰。适用于高血压患者食用。

◆ **乳香番茄**

用料：牛奶200毫升，鸡蛋3个，番茄2个，淀粉、食盐、胡椒粉、绿色菜叶、花生油、白糖、鸡精各少许。

制法：

① 番茄洗干净，切成月牙块；用淀粉将牛奶调成汁；将鸡蛋煎成荷包蛋。

② 炒锅置火上，放入少许花生油，烧热后放入番茄块，翻炒几下，加适量食盐，把调好的奶汁倒入锅内，搅匀。

③ 将荷包蛋摊在锅内,放入少许白糖、胡椒粉,用文火炖3 分钟,再加少许鸡精调匀,出锅装盘。把已择洗干净的新鲜的绿菜叶切碎或撕碎放在盘上,作为点缀即可。

功效:有辅助降压之效,还可以促进钙质的吸收,适用于高血压患者食用。

◈ 番茄豆腐

用料:番茄 500 克,豆腐 600 克,大葱、番茄汁、植物油、白砂糖、盐、淀粉各适量。

制法:

① 将豆腐切小块,葱洗净切段,番茄去蒂切块;豆腐入沸水中略焯,捞起沥干水分。

② 炒锅注油烧热,下葱爆香,加入番茄爆炒片刻,放入豆腐煮几分钟,调好味,加入番茄汁,勾芡加入葱、油即可。

功效:生津止渴、利尿止血、健胃消食,适用于高血压、眼底出血、食欲不振等症。

◈ 锅巴虾仁

用料:锅巴(小米)200 克,虾仁 150 克,青豆 50 克,鸡蛋150 克,大葱、盐、花生油、香油、、辣椒油、白醋、白砂糖、酱油、番茄酱、淀粉各适量。

制法:

① 将虾仁洗净沥干水分,用鸡蛋清、淀粉、水、盐上浆,葱、姜、蒜切末。

② 锅内注油烧热,下入虾仁,过油后捞出;锅内留少许油,加入葱、姜、蒜末爆香,放入高汤、虾仁、调料,用湿淀粉勾

荬,放入碗内备用。

③ 将锅巴下热油锅炸膨后捞出,放入汤碗中,浇上虾仁汤汁即成。

功效:健脾益气,滋养降压。适用于阴阳两虚型高血压病。

◈ **香芹拌腐竹**

用料:芹菜 200 克,腐竹 50 克,柿子椒 70 克,盐、香油、白砂糖各适量。

制法:

① 腐竹用温水浸泡 10 分钟,使其变软,再切小片,放入热水中略焯后捞出,用冷水冲凉,沥干水分,备用;芹菜洗净去除老叶,切小段,放入加有少许盐的热水,焯后捞出,同样用冷水冲凉。

② 将所有的调味料混合,拌匀。

③ 甜椒洗净切丝,用少许盐略腌;将芹菜、腐竹、甜椒混合,淋入拌匀的调味料,并拌至入味后即可食用了。

功效:清利排泄,滋阴降压。适用于高血压患者食用。

◈ **玉米虾仁**

用料:虾仁 250 克,甜玉米 250 克,青椒 30 克,盐、料酒、味精、花生油、淀粉各适量。

制法:

① 将虾仁洗净,装入碗内,加入盐、料酒、水淀粉拌匀;青椒洗净切丁。

② 炒锅注油烧至六成热,下入青椒翻炒至断生,倒入甜

玉米、虾仁煸炒,加入盐、味精、料酒翻炒几下,用淀粉勾芡,出锅即可。

功效:柔肝凉血,调中开胃,滋阴壮阳,清热降压。

◈ 醋烹鲫鱼

用料:鲫鱼 500 克,红辣椒(尖)10 克,青椒 10 克,醋、酱油、盐、白砂糖、大葱、料酒、植物油各适量。

制法:

① 将鲫鱼去腮及内脏后洗净,用净布擦干水分后一剖为二,再将二片改成抹刀片,放入碗内,加入盐、糖、酱油、料酒略腌。

② 将锅注油烧至七成热,下入腌好的鱼块,炸至外酥里嫩时出锅。

③ 将青红椒末入油锅炒香,放入鲫鱼,再加入精盐、味精、白糖、醋,装盘即可。

功效:活血散瘀,消食开胃,益气健脾,增强抵抗力。适于高血压病。

◈ 烧拌冬笋

用料:冬笋 400 克,干辣椒 10 克,花椒、盐、味精、酱油、香油、辣椒油、植物油各适量。

制法:

① 冬笋原壳放在炭火上烧制,慢慢加热,使冬笋熟透取出;趁热剥去外壳,切去老化的部分,用手把冬笋撕成粗丝;干辣椒去籽、去蒂。

② 锅置于中火上,注油烧至四成热时,放入干辣椒、花椒

炸香,炸至棕红色时捞出,剁细,余油盛出待用。

③ 冬笋粗丝放在盆中,加入盐、酱油、味精、香油、辣椒油、炸干辣椒的余油、剁细的干辣椒花椒的末,充分拌匀,稍浸渍一下后,装盘即可。

功效:清肝、降压、安神,适于高血压患者食用。

◈ 番茄烧鲜蘑

用料:鲜蘑 500 克,番茄酱 30 克,色拉油、料酒、白砂糖、盐、味精各适量。

制法:

① 鲜蘑洗净,剪去根部,用沸水焯一下,捞出沥干水分。

② 锅置火上,加入色拉油烧热,放入番茄酱,煸炒至发稠,把鲜蘑放入锅中,加入料酒、盐、白糖、味精,烧沸,用中火慢烧至番茄汁裹在鲜蘑上即可。

功效:降压、止血、利尿,对高血压、心血管等病症有一定疗效。

◈ 芹菜拌腐皮

用料:芹菜 400 克,豆腐皮 50 克,盐、味精、酱油、醋、香油各适量。

制法:

① 将芹菜摘洗干净,入沸水锅中略焯,捞出入凉沸水中过凉,取出切丝,装入盘中。

② 将豆腐皮泡发,切丝,码在芹菜上。

③ 将上述调料调匀,浇在菜上即可。

功效:降血压、降血脂、降低胆固醇,对高血压有明显疗效。

◈ **扒双菜**

用料：白菜 400 克，油菜 150 克，植物油、盐、味精、白砂糖、酱油、淀粉、料酒、葱、姜各适量。

制法：

① 白菜取其帮切条，油菜洗净切好，葱、姜切末，淀粉加水调至水淀粉，备用。

② 用沸水先把白菜煮熟，捞出后过凉水，沥水备用；油菜用同样的方法处理。

③ 炒锅置于火上，倒入植物油，放入葱末、姜末爆香，倒入料酒，加入酱油、盐、味精、白糖和素汤 20 毫升，然后加入白菜和油菜煸炒，煨片刻，用水淀粉勾芡，烧熟即可。

功效：清热解毒、散血消肿，适用于高血压患者。

◈ **青椒茄片**

用料：茄子 250 克，青椒 50 克，植物油、盐、味精、香油各适量。

制法：

① 茄子切去两端不用，洗净后对剖成两半，每半切成 3 毫米左右的厚片；青椒去蒂、去籽，切粗丝。

② 锅放在武火上，倒入植物油烧至六成热时，放入茄片、辣椒丝翻炒，边炒边加入味精、盐、香油、炒熟装盘即可。

功效：开胃消食，祛湿通络，清热活血，利尿降压。适用于高血压病、冠心病、动脉硬化症。

◉ **凉拌海带丝**

用料：海带（鲜）300 克，豆腐干 150 克，虾米 50 克，海米、盐、味精、酱油、香油、白砂糖、姜各适量。

制法：

① 将海带洗净，上锅蒸熟，取出浸泡后切丝，装盘待用；姜洗净切丝。

② 将豆腐干洗净切成细丝，下入沸水锅煮沸，取出浸凉后沥干水分，放在海带丝上；海米洒在豆腐干上。

③ 碗内放入酱油、盐、味精、姜末、香油、白糖，调拌成汁，浇在海带盘内，拌匀即可食用。

功效：软坚化痰，清热利水，降压降脂。主治高血压、高血脂、动脉粥样硬化。

◉ **银丝黄瓜**

用料：黄瓜 2 条，粉丝 50 克，香油 10 毫升，酱油 8 毫升，白糖 5 克，食醋 5 克，食盐 3 克，鸡精 1 克，大蒜 4 瓣。

制法：

①黄瓜去皮、洗净，切成块状放入碗内；将蒜瓣捣碎，拌入黄瓜内，撒入适量食盐，腌渍片刻。

②粉丝洗净，煮好，捞出放入冷水中过凉，沥干水分后装入盘内。

③将腌过的黄瓜去汁，倒在粉丝上，再倒入酱油、醋、白糖、鸡精、芝麻，拌匀即可。

功效：有利于降压，适宜于高血压患者食用。

◈ **糖醋银耳**

用料：银耳、白糖、醋各适量。

制法：先将银耳泡发，去蒂洗净，再用沸水冲洗，掰成小块放入盘内，加入白糖和醋拌匀即可。

功效：凉血，清热，消炎。适用于高血压患者食用，也可用于荨麻疹、瘀点紫斑等患者。

◈ **清炒西瓜皮**

用料：鲜西瓜皮 500 克，植物油 50 毫升，精盐、鸡精、豆豉各适量。

制法：

① 将鲜西瓜皮削去表皮，再切成薄片；将豆豉用温水浸泡磨匀取汁。

② 锅置火上，注油烧至七成热，下入西瓜皮，用武火翻炒至呈青色时，加入食盐、豆豉汁和鸡精，再用文火稍焖至熟即可。

功效：清热利尿，平肝健脾。适用于肝阳上亢型高血压患者食用。

◈ **炒三冬**

用料：冬笋、水发冬菇、津冬菜各 100 克，料酒 10 毫升，清汤 50 毫升，湿淀粉 5 克，葱油 40 克，花椒油 5 克，芝麻碘盐适量，鸡精少许。

制法：

① 冬笋切成长 3 厘米、宽 2 厘米的薄片；冬菇切成与冬笋同样大小的片；津冬菜用清水洗净，挑去花椒；将三冬均用

沸水烫过,沥净水分。

②锅置火上,加葱油烧至八成热,下入三冬煸炒,再加芝麻碘盐、清汤、料酒颠翻煸炒2分钟左右,放入鸡精,用湿淀粉勾芡,淋上花椒油,颠翻均匀出锅即可。

功效:清肝利尿,有降压的作用,适用于高血压患者食用。

◈ **素炒黑白**

用料:大白菜250克,水发木耳150克,植物油25毫升,酱油10毫升,精盐、鸡精、花椒粉、葱花、湿淀粉各适量。

制法:

①把泡发好的木耳择洗干净。

②锅置火上,注油烧热,下入花椒粉、葱花炝锅;再倒入白菜片煸炒;炒到白菜片油润明亮时,放入木耳煸炒;加酱油、盐及鸡精,炒拌均匀后,用湿淀粉勾芡即可出锅。

功效:和血降压,通利肠道。适用于单纯性肥胖、高血压、冠心病等症患者。

◈ **炒三泥**

用料:赤豆泥150克,栗子泥、山药泥各100克,白糖250克,桂花酱5克,花生油150毫升。

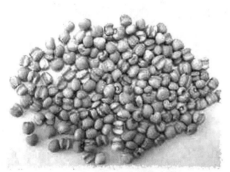

制法:

①锅置火上,加入50毫升花生油、50克白糖,烧至糖溶化时,加入赤豆泥,改用文

火炒至松散起沙时,盛在盘内中间。将栗子泥用同样的方法炒好,盛在盘内赤豆泥的一侧。将山药泥也用同样的方法炒好,盛在盘内赤豆泥的另一侧。

②锅中注入适量清水,放入 100 克白糖、桂花酱,用文火熬至糖溶化后,浇在盘中即可。

功效:山药所含的多巴胺等活性成分有改善血液循环、扩张血管、降低血压的作用,适宜于高血压患者食用。

◈ 芝麻拌香干

用料:黑芝麻 30 克,香干 200 克,香菜 100 克,香油、酱油、米醋、精盐、鸡精各适量。

制法:

① 将黑芝麻炒熟,研末备用;将香干切丝,装盘备用;将香菜洗净,切成长约 3 厘米的段,放在香干丝上。

② 将芝麻粉末、酱油、米醋、精盐、鸡精、香油放入碗内调匀,浇在香菜上,拌匀即可。

功效:本菜具有滋补肝肾、明目乌发的作用,适用于高血压病、视网膜炎、结膜干燥症、弱视、头发干燥易脱、习惯性便秘等患者食用。

◈ 玉兰炒淡菜

用料:净淡菜 250 克,玉兰片、木耳各 15 克,青菜 25 克,葱、姜、黄酒、酱油、鸡精、淀粉、盐、椒油各适量。

制法:

① 将净淡菜、玉兰片、木耳、青菜分别洗净,把淡菜、玉兰片、青菜入沸水中焯一下捞出。

②锅置火上，注油烧热，放入葱、姜爆香，放入淡菜、玉兰片、木耳、青菜翻炒片刻，加入黄酒、盐、酱油、鸡精煸炒，用水淀粉勾芡，淋上椒油即可。

功效：益精养血，滋肝健肾。适宜于高血压患者服食，也可用于阳痿、妇女白带、崩漏者。

◈ 醋炒马铃薯丝

用料：马铃薯 400 克，植物油 15 毫升，盐 3 克，醋 50 毫升，葱 3 克，花椒 10 粒。

制法：

① 马铃薯削皮，切成细丝，用冷水泡 20 分钟左右，捞出控水；葱去根及干皮，切成细丝。

② 锅置火上，注入植物油，下入花椒粒爆香，然后将其盛出，再下葱丝稍煸后即下马铃薯丝快速翻炒几下，待马铃薯丝稍稍变软后，放入盐和醋，炒匀后迅速出锅装盘即可。

功效：马铃薯含有泛酸，有降低血压的作用，并能防止动脉硬化，适宜高血压患者食用。

◈ 烧腐竹

用料：水发腐竹 200 克，水发玉兰片、水发冬菇各 50 克，芝麻碘盐 15 克，酱油 10 毫升，料酒 10 毫升，清汤 50 毫升，白糖 10 克，姜末 10 克，香油 40 毫升，花椒油 5 毫升。

制法：

① 腐竹切成长 3 厘米的菱形块；玉兰片切成长 3 厘米、宽 2 厘米的菱形片；冬菇每个切成 3 片，均用沸水快速焯过。

② 锅置火上，加香油烧至五成热，迅速加入姜末、腐竹、

冬菇、玉兰片,煸炒上色后,放入白糖、清汤、酱油、料酒、芝麻碘盐,移至微火上煨,待汤汁浓稠时,淋上花椒油,颠翻几下即可出锅。

功效:清利排泄,有利于降压,适用于高血压患者食用。

◉ **香菇丝瓜焖板栗**

用料:板栗250克,水发香菇150克,丝瓜100克,鲜汤250毫升,植物油500毫升(实耗约50毫升),鸡精、白糖、盐、水淀粉各适量。

制法:

① 在板栗凸起面上划一字刀,下入沸水锅中煮10分钟左右后捞出,趁热将板栗去皮取肉备用。香菇去蒂洗净,切成2.5厘米左右的小块;丝瓜去皮洗净,切成与板栗大小相近的菱形块。

② 锅置火上,倒入植物油,烧至七成热,下入板栗肉过油至熟烂,再将其捞出沥干;将丝瓜倒入锅中滑油,再捞出沥油。

③ 在锅中约留60毫升油,加入板栗肉、香菇、盐、鸡精、白糖、鲜汤,焖烧入味,至板栗肉粉糯软烂时,倒入丝瓜略烧,再用水淀粉勾芡,煮沸后出锅装盘即可。

功效:补肾强精,活血止血。主治肾精不足型高血压病和脑卒中后遗症。

◉ **马兰头拌海带**

用料:马兰头200克,海带100克,香油30毫升,红糖(或白糖)15克,蒜泥、食盐、食醋、鸡精各适量。

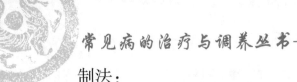

制法：

① 将马兰头去杂质洗净，放入沸水中焯至泛青、柔软时捞出沥干。海带先用温水浸泡 2 小时，待变软后，洗净泥沙，用沸水焯 10 分钟，切成小块状或丝状。

② 将马兰头与海带一起置于盘中，放入食盐和食醋拌匀，5 分钟后淋上香油，撒上鸡精和糖，拌匀入味即可。

功效：清肝泄热，调心和血。适合肝肾阴虚、肝阳上亢所致的高血压患者食用。

◈ **肉丝炒茼蒿**

用料：茼蒿 400 克，猪肉 60 克，植物油、酱油各 15 毫升，盐 2 克，料酒、葱、姜、淀粉各 5 克，高汤适量。

制法：

① 葱去根及干皮，切成葱片；姜洗净后切成末；将淀粉和水调匀成水淀粉。茼蒿洗净，切成 3 厘米长的段，入沸水略焯，控干水分。猪肉洗净后切丝，用少许酱油、料酒、水淀粉抓一下。

② 锅内注入植物油，烧热后，下葱、姜煸香；放入肉丝炒至变色，下酱油、盐、料酒及少许高汤翻炒几下，下茼蒿炒匀后，加入水淀粉勾薄芡即可出锅。

功效：茼蒿所含的挥发油以及胆碱等物质，具有降血压、补脑等作用，适用于高血压患者。

◈ **豆芽炒肉丝**

用料：猪瘦肉 400 克，绿豆芽 100 克，青椒丝 50 克，鸡蛋 1 个，精盐 5 克，黄酒 10 毫升，姜丝 1 克，汤 50 毫升，淀粉 50 克，鸡精 3 克,熟猪油 50 毫升。

制法:

① 猪肉洗净,切成长约 6 厘米的丝,放入碗内,加精盐、鸡精、蛋清、黄酒、干淀粉拌匀后上浆。绿豆芽掐头去尾,洗净,控水备用。

② 锅置火上,注油,烧至六成热时,将肉丝放入,用勺划散至熟后,连油倒入漏勺,滤油。再热锅,加少量猪油,放入青椒丝、绿豆芽和姜丝,煸炒几下,烹入黄酒,加精盐、鸡精和汤,下入肉丝,用水淀粉勾芡,淋上少许猪油,颠翻几下,起锅装盘即成。

功效:绿豆芽清热解毒,利水消肿,明目降压;猪肉滋阴润燥;青椒开胃消食,祛湿通络。适用于肝肾阴虚、肝阳上亢型高血压患者。

◈ 牛肉炒芹菜

用料:芹菜 250 克,牛肉 100 克,植物油 20 毫升,豆瓣酱 15 克,葡萄酒 10 毫升,淀粉 5 克、酱油 5 毫升,盐 1 克。

制法:

① 将牛肉顶刀切成薄片,改刀切成细丝,放入碗中,加入酱油、葡萄酒及淀粉抓匀,使牛肉上浆。芹菜去根、茎及叶后洗净,切成长 3 厘米左右的段。

② 锅置火上,锅内放入植物油,待油热后,倒进上好浆的牛肉丝,用武火煸炒,等肉色变白后将其拨在锅边,锅中心下豆瓣酱煸炒,再下芹菜段、盐炒几下即与牛肉丝合炒,出锅装盘即成。

功效:芹菜性凉降压;牛肉健脾养胃。适合高血压患者食用。

◈ 山楂肉片

用料：猪腿精肉 250 克，山楂片 100 克，荸荠 50 克，鸡蛋 2 个，精盐、黄酒、植物油、淀粉、姜末、葱花各适量。

制法：

① 山楂片洗净，分两次煎液，用文火收汁至 100 毫升；猪腿精肉洗净，切成薄片，用鸡蛋清和适量淀粉调成糊状；荸荠洗净，去掉外皮后切片，在油锅内烧至六成熟后捞出。

② 将肉片糊下油锅炸至浮起，待呈黄白色时，加荸荠片熘炒，再放入山楂片焖熟，倒入黄酒、葱花、姜末翻炒出香味，加精盐、鸡精，翻炒几遍即可。

功效：滋补肝肾，泄浊降压。适宜于各类型的高血压患者食用。

◈ 糖醋带鱼

用料：带鱼 600 克，花生油 100 克，酱油、料酒各 10 克，醋 40 克，白糖 80 克，盐 3 克，淀粉 30 克，葱 10 克，姜 5 克，蒜 10 克。

制法：

① 葱去根及干皮，切成丝；姜洗净切末；蒜去皮切成小块；将淀粉加水拌成较稠厚的水淀粉。带鱼剪去头及鳍，去掉内脏，刮去鱼身上的银色细鳞，洗净沥干、切成 5 厘米长的段。

② 锅内注入花生油，待油热后，将带鱼段蘸上水淀粉，入锅中炸至两面焦黄时捞出。

③ 锅内再注入少许油,下入葱丝、姜末及蒜块煸出香味,倒入醋、料酒、酱油、白糖、盐及少许水。待汤汁沸后,下水淀粉勾成较浓的芡,下炸好的带鱼段及少许油,急火翻炒一下即可出锅。

功效:带鱼富含蛋白质、无机盐、维生素 A,高血压患者宜常食。

◼ 葱头鸡翅肉块

用料:鸡翅肉 400 克,葱头 2 个,番茄 2 个,豆瓣酱 35 克,陈皮末 1 克,色拉油 30 克,黄酒 15 克,高汤 400 克,大蒜 1 头,盐 2 克,砂糖 3 克,生姜、酱油各少许。

制法:

① 将鸡翅肉洗净,切成大块,并加入黄酒、酱油、陈皮末略微浸渍;大蒜洗净切丝;番茄洗净,切碎装盘备用;生姜削去外皮,洗净切片。将葱头去皮洗净切成 4 块,再把豆瓣酱、番茄、砂糖、盐与高汤混合调匀。

② 锅置火上,往锅中加入色拉油,油热后放入蒜丝、姜片、鸡翅肉炒透。待鸡肉炒至颜色变黄后,加入调好的味汁和葱头,用中火煮 20 分钟左右即可。

功效:本菜有降压、降血脂的作用,是高血压患者治病防病的理想菜肴。

◼ 百合炒鲜贝

用料:西芹 150 克,鲜贝 50 克,百合 30 克,植物油 50 毫升,酱油 20 毫升,料酒 10 毫升,姜 10 克,葱 10 克,盐适量。

制法:

① 鲜贝洗净后切成薄片；百合洗净后煮熟；西芹择洗干净，切成小段；姜洗净切片；葱切葱花。

② 锅置火上，注入植物油，待油烧至七成熟时，放入姜葱、鲜贝、百合、西芹、料酒、盐、酱油，翻炒至熟即可。

功效：润肺止咳，清心安神。适用于高血压病以及血痰、惊悸等症。

◈ 番茄炒虾仁

用料：鲜虾仁 300 克，红番茄 250 克，青辣椒 50 克，鸡蛋 1 个，植物油 50 毫升，香油、葱、盐、鸡精、胡椒粉、湿淀粉、干淀粉各适量。

制法：

① 虾仁洗净沥干；将鸡蛋清和干淀粉、鸡精、盐调成浆，倒入虾仁抓匀上浆。红番茄用沸水稍烫，去皮、去蒂，切成 1 厘米见方的丁；青椒洗净去蒂，切成小片；葱切段。

② 锅置火上，注油烧至五成热，下入挂好浆的虾仁，用筷子拨散滑熟，倒入漏勺沥油。

③ 锅内留油约 30 毫升，下入青椒片、盐煸炒几下，再加番茄丁、滑熟的虾仁、葱段、鲜汤，用湿淀粉勾薄芡，加胡椒粉、香油翻炒均匀，出锅装盘即可。

功效：柔肝凉血，滋肾壮阳。对肝肾阴虚、肾精不足等虚弱型的高血压有较好的疗效。

◈ 银芽炒兔丝

用料：净兔肉 250 克，绿豆芽 150 克，鲜红辣椒 25 克，色拉油 50 毫升，香油 20 毫升，鲜汤 200 毫升，鸡蛋清 1 个，盐、鸡精、黄酒、胡椒粉、湿淀粉各适量。

制法：

① 绿豆芽择去根和芽，洗净；鲜红辣椒洗净去蒂，切成5厘米长的丝；葱切段；兔肉洗净切丝，放入碗中，加盐、黄酒、鸡蛋清、湿淀粉抓匀上浆；用盐、鸡精、湿淀粉、鲜汤、胡椒粉调兑成料汁。

② 锅置火上，注油烧至五成热，下入兔肉丝用筷子拨散，倒入漏勺沥油。

③ 锅内留油约50毫升，下红辣椒丝、绿豆芽快速翻炒至断生，加入兔肉丝，再倒入料汁，翻炒均匀后加入葱段，淋上香油，出锅装盘即可。

功效：本菜具有养精益气、滋补肝肾的作用，是高血压、冠心病患者理想的菜肴。

◆ 荷叶粉蒸鸡

用料：鲜荷叶2张，鸡肉500克，精瘦肉100克，黄酒、八角、精盐、酱油、姜末、鸡精各适量。

制法：

① 将鸡肉去皮，切成条状；精瘦肉洗净，剁成肉末；将鲜荷叶洗净、平铺。将鸡肉丝和瘦肉丝置于盘中，加黄酒、八角、精盐、酱油、姜末、鸡精拌匀，腌30分钟左右，倒在鲜荷叶上，包好。

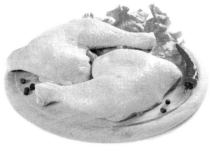

② 往高压锅中放入适量清水，在锅内置一支架（与水面相平），将包好的荷叶料放入

盘中,将盘置入高压锅内,用武火蒸至香熟即可。

功效:本菜具有补血填精之效,对阴阳两虚、肾精不足、心血管疾病和老年人高血压尤为适宜。

◈ **山楂回锅肉**

用料:猪瘦肉 500 克,植物油 20 毫升,酱油 20 毫升,葱、姜、料酒各 10 毫升,干山楂适量。

制法:

① 猪肉洗净后切成 1.5 厘米左右的块;葱去根及干皮后切片;姜洗净后剁成碎末。山楂洗净,加水稍煮,放入猪肉,待肉煮至八成熟时,把猪肉捞出,使其冷却。

② 把姜末、葱丝和料酒与冷却后的猪肉一起拌匀,腌渍 10 分钟后再捞出,控干水分。

③ 锅内注油,待油热后下入肉块煸炒,烹入酱油,炒至汁浓时起锅即可。

功效:扩张血管,降低血压,滋补肝肾。适用于肝肾阴虚型高血压病。

◈ **大蒜墨鱼**

用料:墨鱼 250 克,大蒜 100 克,清汤 500 毫升,香油 50 毫升,枸杞子 30 克,姜片、食盐、酱油、胡椒粉、鸡精各适量。

制法:

① 将大蒜剥去外皮,洗净,切厚片;枸杞子洗净,用清水泡发;墨鱼去骨,用苏打水浸泡约 1 小时左右,待变软后洗净,切成薄片。

② 锅置火上,将香油倒进锅里,烧至七成热,放入墨鱼爆

炒几遍,盛出装盘备用。将清汤、蒜片、姜片、枸杞子倒入砂锅中,用武火煮沸后放入墨鱼,用文火慢炖 1 小时,在收汁时加入食盐、酱油、胡椒粉、鸡精调味即可。

功效:养血滋阴,温肝健胃。适用于肝肾亏虚所致的高血压病。

◈ 珍珠三鲜

用料:鸡脯肉 100 克, 番茄 100 克, 豌豆 50 克, 牛奶 30 毫升,鸡蛋 2 个,食盐、淀粉、鸡油、鸡汤、鸡精各适量。

制法:

① 鸡肉洗净,剁成泥;番茄用沸水烫过,去皮,切成细丁。将牛奶、淀粉、鸡蛋清、鸡肉泥一同放入碗中,调成糊状备用。

② 锅置火上,把鸡汤倒入锅里,待沸后加入豌豆,用筷子将鸡肉泥一点儿一点儿拨进锅里(每块鸡肉泥与豌豆一般大小),待汤再次煮沸后放入番茄丁,沸后烹入料酒、鸡精、食盐、鸡油,用淀粉勾芡,煮沸后即可出锅。

功效:滋补脾肾,养心安神,降低血压。适于高血压患者食用。

◈ 冬瓜炖鲩鱼

用料:冬瓜 250 克,鲩鱼 150 克,植物油、食盐各适量。

制法:鲩鱼洗净切段,用油略煎后,加水和冬瓜,用文火炖 2 小时,再加少许盐即可出锅。

功效:滋阴补肾,平肝潜阳。主治肝肾阴虚、肝阳上亢型高血压。

◈ **番茄牛肉**

用料：番茄 250 克，牛肉 100 克，食盐、鸡精、料酒、白糖、葱花、姜丝、花生油、鲜汤各少许。

制法：牛肉洗净，切片；番茄洗净，切块。锅置火上，往锅中放入花生油，待油热后下入葱、姜煸香，放入牛肉片煸炒。待牛肉变色时，烹入料酒，放入鲜汤、食盐、白糖，煮至牛肉熟时，放入番茄块，稍煮一会儿，待出味时放入鸡精，即可出锅。

功效：有降血压、降胆固醇之功效，适宜于高血压患者食用。

◈ **银耳鹌蛋**

用料：水发银耳 50 克，鹌鹑蛋 10 枚，冰糖少许。

制法：

① 将银耳洗净，放入碗中，加适量清水，上蒸笼蒸透后取出。

② 将鹌鹑蛋放入冷水锅中，加火煮熟，捞入冷水中稍加浸泡后剥去外壳。用中火把冰糖水烧沸，再放入银耳、鹌鹑蛋，再次煮沸后，撇去浮沫出锅即可。

功效：活血通络，降脂降压。适于高血压患者食用。

◈ **双草凤尾鱼**

用料：凤尾鱼 1 条（约 750 克），猪骨汤 100 毫升，菜籽油 60 毫升，夏枯草 30 克，益母草 30 克，鲜红辣椒、生姜、葱白、食盐、鸡精、酱油各适量。

制法：

① 夏枯草、益母草洗净，分两次煎取浓汁 100 毫升。将

凤尾鱼剖开，去除肚中杂物，再洗净切成块，装入盘中，加少许食盐、酱油稍加腌渍。

②将菜籽油用武火烧至八成热，下入鱼块翻炒几遍至变色，倒入猪骨汤，用武火煮沸，再加入食盐、酱油、生姜、红辣椒丝拌匀，用文火慢炖至香熟时，将浓汁沿锅四周淋入，加入葱白、鸡精调匀，再加盖儿焖片刻即可。

功效：活血养血，清热平肝。主治肝风内动和脑卒中等类型的高血压。

◈ 竹笋烧海参

用料：鲜竹笋 300 克，海参 150 克，猪瘦肉汤 500 毫升，花生油 60 毫升，黄酒、精盐、酱油、鸡精、水淀粉各适量。

制法：

①鲜竹笋洗净切片，放清水中浸泡待用；海参泡发，切成长条薄片。

②锅置火上，烧至六成热时，先放入鲜笋略炒，再放入海参，翻炒几次，倒入猪瘦肉汤煨至锅料熟透并收好汁时，烹入黄酒略加搅拌，再加入精盐、酱油、鸡精炒匀，用水淀粉勾芡即可。

功效：滋养肝肾，清热降压。适用于肝肾阴虚型高血压病。

◈ 地龙戏凤爪

用料：地龙（蚯蚓）30 条，凤爪 10 只，清汤 300 毫升，植物油 60 毫升，料酒、食醋、葱白、姜末、蒜泥、食盐、酱油、湿淀粉、鸡精各适量。

制法：

① 将鲜地龙用清水养一昼夜,使其吐出肚中泥沙,再煎取地龙汁 100 毫升。凤爪洗净沥干,用油炸至爪皮起泡时捞出。

② 用料酒、食醋、葱白、姜末、蒜泥、食盐、酱油、湿淀粉成芡,与凤爪一起用文火焖半小时左右,加入地龙汁、鸡精,再焖片刻,待汁收即成。

功效:滋肾养肝,利尿活络。适用于经络受阻、肢体麻木、血脉欠通等各期高血压病。

◈ **菠菜炒生鱼片**

用料:生鱼片 200 克,菠菜 250 克,蒜蓉、姜末、葱段各少许,精盐、鸡精、黄酒、植物油各适量。

制法:

① 菠菜去根,洗净后切段,放入沸水中焯过,捞起沥干水分;将生鱼片用少许鸡精、盐稍加浸渍。

② 锅置火上,注油烧热,先下蒜蓉、姜末、葱段爆香,放入生鱼片,烹入黄酒略炒,再下菠菜翻炒几下,调好味后出锅即可。

功效:清热除烦,养肝降压。适宜高血压患者食用。

各类调养汤谱

◈ **芦笋鲜莲火腿汤**

用料:罐头芦笋 240 克,罐头粟米 160 克,鲜莲 100 克,火腿末少许,盐、水淀粉、鸡油、鸡汤各适量。

制法：芦笋切成4厘米长的段，下锅加鸡汤、鸡精、盐煨3分钟左右取出，沥干水分，排在长盘内。将鲜莲洗去黄衣，取出莲心和粟米同时下锅，加入鸡汤、盐、鸡精，待烧透后用水淀粉勾芡，加入鸡油拌匀，淋在芦笋上面，撒上火腿末即可。

功效：调中开胃，软化血管，降压消脂。适用于高血压、肥胖症等。

◈ **山楂荷叶猪肉汤**

原料：猪瘦肉250克，山楂30克，荷叶半张，决明子30克，大枣4枚，调料适量。

制法：

① 猪肉洗净切块；山楂、决明子、大枣洗净；荷叶洗净切条，备用。

② 砂锅内加适量水，放入山楂、决明子、大枣、荷叶，煎30～40分钟，去渣，加入猪肉块，煮熟后调味即成。

功效：清肝泄热，消滞和胃。适用于肝郁化火、风阳上亢型高血压。

◈ **枸杞芹菜鱼片汤**

用料：草鱼肉60克，枸杞叶250克，枸杞枝适量，芹菜120克，生姜3片，淀粉、姜丝、生抽、盐适量。

制法：

① 枸杞叶洗净，择叶；芹菜去根、叶，洗净切段；草鱼肉洗净，切片，用适量盐、姜丝、淀粉、油拌匀。

② 将枸杞枝扎成一团，加适量清水，以文火煮沸约20

分钟,去掉枸杞枝,留汤备用。将芹菜、枸杞叶和少许生抽放入枸杞汤内,以文火煮沸约10分钟,下鱼肉煮至刚熟,调味即可。

功效:清肝明目。适用于肝阳亢盛或肝热型高血压患者。

◈ **鸡蛋荠菜汤**

用料:荠菜200克,鸡蛋1个,食盐、鸡精、香油各少许。

制法:

① 荠菜择洗干净,切成小段,放在水中浸泡备用。

② 锅置火上,倒入荠菜和清水,用文火煮至只剩一碗汤时,打入鸡蛋,待汤烧沸后,加入少许食盐、香油、鸡精即可。

功效:有平肝清热、利湿、降脂降压的作用,适宜高血压患者食用。

◈ **酸辣木耳汤**

用料:水发木耳50克,鸡汤750毫升,水淀粉50克,鸡血50克,酱油35毫升,鸡油20毫升,醋15毫升,香油10毫升,食盐7克,葱花5克,白胡椒粉3克,鸡精1克,鸡蛋2个,豆腐干1块。

制法:

① 将木耳去掉杂质洗净,切丝;将鸡血、豆腐干切成长3厘米的丝,并用沸水汆一下;将鸡蛋磕入碗中打散。

② 锅置火上,将鸡油注入锅中烧热,放入鸡汤、酱油、鸡血丝、豆腐干丝、木耳丝、食盐,烧沸后撇去浮沫;放入鸡精,再用水淀粉勾芡,打入鸡蛋,放入适量的醋、香油、胡椒粉、葱花,倒入汤盆内即可。

功效：本菜具有降低血压的作用，可防治冠心病、脑血管疾病。

◈ 杏仁猪肺汤

用料：猪肺 300 克，萝卜 250 克，杏仁 20 克，料酒 10 毫升，葱 10 克，姜片 5 克，食盐、鸡精各 3 克。

制法：

① 将杏仁用沸水氽一下，去掉外皮；萝卜去皮洗净，切成 2 厘米见方的小丁；把姜拍松；葱切成小段。

② 锅置火上，加入清水 800 毫升，再加入猪肺、杏仁、萝卜、姜、葱、料酒，用武火烧沸，再改用文火炖半小时，撒入少许食盐、鸡精即可。

功效：止咳润肺，降低血压。适用于高血压病。

◈ 竹荪紫菜汤

用料：鸡脯肉 250 克，水发竹荪 100 克，紫菜 25 克，鲜汤 750 毫升，植物油 250 毫升，食盐、鸡精、鸡蛋清、水淀粉、葱、姜、料酒、米醋各适量。

制法：

① 竹荪洗净去根，撕成细丝后装入碗中；葱、姜洗净后切成细丝；鸡脯肉洗净后切成细丝，放入碗中，加适量鸡蛋清、水淀粉和食盐，抓匀上浆。

② 锅中注入植物油，以武火烧至四成热，放入鸡肉丝滑散至熟，再将其捞出倒入漏勺，控油沥干。

③ 向原锅中倒入鲜汤并放入葱丝、姜丝、竹荪丝，烧沸后加入食盐、料酒、鸡精各适量，撇去浮沫后，再下入鸡肉丝、紫

菜及适量米醋,再次烧沸即可出锅。

功效:化痰降浊,散瘀降压。适于高血压患者食用。

◈ **豆腐芹菜汤**

用料:芹菜150克,猪瘦肉100克,豆腐2块,香油50毫升,清汤500毫升,胡椒粉、酱油、精盐、鸡精、葱白、姜末各适量。

制法:

① 芹菜洗净切段;猪瘦肉洗净,剁成肉末,加少许精盐、酱油略腌;豆腐切成小块。

② 砂锅里注入适量清水,放入姜末,用武火煮沸后放入豆腐,煮沸几分钟后放入芹菜,煮至断生即可。

③ 锅中加入猪瘦肉、清汤、香油,用文火煮至肉熟时,用胡椒粉、精盐、酱油、鸡精、葱白调味即可。

功效:养胃止血,固肾健脾。适用于各种类型的高血压。

◈ **绿茶番茄汤**

用料:番茄150克,绿茶2克。

制法:番茄洗净,用沸水烫后去皮,捣碎;和绿茶混合置于汤碗中,立即冲入沸水400毫升即成。

功效:利尿止血、辅助降压,适宜高血压患者食用。

◈ **番茄肉丝汤**

用料:番茄150克,猪瘦肉100克,植物油、料酒、味精、盐、香油、葱、姜各适量。

制法:

① 将猪肉洗净,切成细丝,放入碗内备用;大葱洗净切成

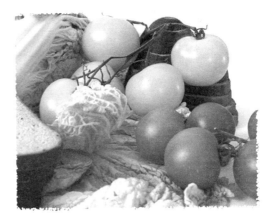

末,姜洗净切成丝;番茄洗净去皮,切成小块。

②炒锅注油烧至四成热,下葱末和姜丝爆锅,随即放入清汤和肉丝,武火烧沸,加入番茄块,烧沸后,淋入香油,加味精调味,起锅即成。

功效:降血压、降低胆固醇,适宜于高血压患者食用。

◈ **番茄汤**

用料:番茄50克,番茄酱25克,黄油25克,小麦面粉5克,味精、盐、鸡汤各适量。

制法:

① 将番茄洗净,用沸水烫一下,去皮,切成小块待用。

② 炒锅放入黄油,烧至七成热时,放入面粉,炒至黄色时,再放入番茄酱,搅成糊状。

③将切好的番茄连同鸡汤倒入锅内,烧沸即成。

功效:有生津止渴、利尿止血、健胃消食,对治疗高血压、心血管等症有一定疗效。

◈ **三丝紫菜汤**

用料:紫菜(干)25克,竹笋20克,香菇(鲜)20克,豆腐干20克,植物油、香油、盐、酱油、味精各适量。

制法:

①紫菜、竹笋、香菇、豆腐干一起切成细丝。

高血压的治疗与调养

② 锅放在火上,倒入植物油烧热,倒入清汤500毫升,加入紫菜、竹笋、香菇、豆腐干丝,烧沸后,加入酱油、盐、味精,淋入香油,盛入汤碗即可。

功效:化痰除浊,安神降压,适于高血压患者食用。

◈ 苦瓜紫菜墨鱼汤

用料:鲜墨鱼100克,苦瓜100克,紫菜50克,植物油30毫升,葱白、蒜各10克,姜5克,盐5克。

制法:

① 紫菜泡发后洗干净;鲜墨鱼去紫色皮膜后,洗净切片;苦瓜洗净后切为两半,挖去瓤后切成片;葱切花,姜切片,大蒜去皮切薄片。

② 锅置火上,注油烧至六成热时,放入蒜、姜、葱爆香,注入600毫升清水,烧沸后放入墨鱼片、苦瓜片、紫菜,再烧沸,改用文火煮半小时左右,即可出锅。

功效:固肾安心,清热解毒。适用于肾阴亏损型高血压病。

◈ 芦笋鲍鱼汤

用料:鲍鱼100克,芦笋100克,青豆25克,食盐、鸡精、鸡油、高汤各少许。

制法:

① 将鲍鱼清理干净,洗净后切成片;芦笋洗净切段;青豆洗净。

② 锅置火上,加入鲍鱼、青豆、芦笋、高汤和适量食盐,烧沸后撇去浮沫,最后放入鸡精,淋上香油即可。

功效:滋阴壮阳,抗癌降压。适于癌症、高血压、高血脂等患者食用。

◈ **草菇瘦肉汤**

用料:猪瘦肉250克,草菇120克,姜片10克,葱花、韭黄、豆粉、盐、糖各适量。

制法:

① 草菇择洗干净,在沸水里焯一下后滤干;韭黄洗净切段;猪瘦肉洗净切片,再用适量盐、糖、豆粉拌匀。

② 锅置火上,加适量清水,用武火煮沸后,下入草菇,煮5分钟后再下入肉片,待肉片刚熟时,下入葱花、韭黄和各种调料即可。

功效:适用于各种高血压病。

◈ **粉葛瘦肉汤**

用料:鲜粉葛500克,猪瘦肉500克,蜜枣4枚,生姜4片,调料适量。

制法:

① 鲜粉葛洗净,去皮,切块;猪瘦肉洗净切块;蜜枣去核洗净。

② 将所有用料放在砂锅里,用武火煮沸后,改用文火炖2小时,最后加入调料调味即可。

功效:清热止渴,滋阴养血。主治肝阳亢盛型高血压。

◈ **冬瓜草鱼汤**

用料:冬瓜500克,草鱼250克,葱、姜、食盐、料酒、鸡汤、猪油各适量。

制法：

① 草鱼去杂去鳞后洗净；冬瓜去皮、去瓤后，洗净并切成块。

② 锅置火上，将鸡汤、草鱼、冬瓜、料酒、盐、葱段、姜片、油下入锅中，武火稍煮，撇去浮沫后，改用文火，煮至鱼熟烂，拣去葱、姜即可出锅。

功效：有清肺平喘之功，适用于高血压、痰浊眩晕、虚痨水肿等引起的头痛等症。

◈ **海蜇荸荠汤**

用料：荸荠 100 克，海蜇皮 50 克。

制法：海蜇皮洗净，荸荠去皮洗净后切片，与海蜇皮一同煮汤。

功效：清热化痰，滋阴润肺。适用于阴虚阳亢型高血压病。

◈ **海带玉米须汤**

用料：海带 30 克，玉米须 20 克。

制法：海带洗净切成丝，玉米须洗净，与海带一起放入砂锅中，加适量清水熬成汤即可。

功效：清热利水，降压降脂。适用于高血压、高血脂、动脉粥样硬化。

◈ **人参银耳汤**

用料：人参 5 克，银耳 10 ~ 15 克。

制法：将银耳以温水浸泡 12 小时，择洗干净；将人参去头，切小片，倒进砂锅，以文火煮熬 2 小时左右，再将银耳入锅,熬 1 小时后即可食用。分 1 天两次食完,连服半个月。

功效:适用于高血压、老年冠心病及气血不足。

◈ 芙蓉鸡肉汤

用料:鸡肉 300 克,莲藕 300 克,莲子 50 克,莲花 3 朵,猪骨汤 800 毫升,熟植物油 80 毫升,香油、食盐、料酒、酱油、胡椒粉、八角粉、红枣、生姜、鸡精各适量。

制法:

① 鸡肉洗净切块,用适量食盐、料酒腌拌备用。莲花去梗,莲子去心,莲藕去节,红枣去核,并分别洗净。

② 锅置火上,注入适量油,烧热后倒入鸡块和生姜,爆炒几遍后出锅。

③ 将猪骨汤倒入砂锅中,放入鸡肉、莲藕、莲子、红枣,用武火煮沸后,加入植物油,改用文火慢炖 1 小时,放入莲花,再煲 10 分钟后,调入食盐、酱油、胡椒粉、八角粉、鸡精、香油即成。

功效:滋脾补肾,养心安神。适用于肾精不足、心肾不交型高血压。

◈ 霸王戏珠汤

用料:活甲鱼 1 只,鸽蛋 10 枚,鸡汤 500 毫升,料酒、菜油、食盐、葱花、姜末等。

制法:

① 将甲鱼宰杀,清理洗净,将鱼腹切成块状,余下部分切成条状,然后入锅干炒以去汁水。

② 将油锅烧热,放入葱花、姜末煸香,再放入甲鱼块、

221

食盐、料酒,炒至入味后装盆,再加入鸡汤,上盖后入蒸笼蒸2小时。

③ 将鸽蛋煮熟去壳,排列于甲鱼肉四周,再蒸10分钟,出锅撇去浮油即可。

功效:滋阴养血,清热解毒。适用于阴虚阳亢型高血压、神经衰弱症。

◈ **西瓜子汤**

用料:生西瓜子50克。

制法:将西瓜子去壳,将瓜子仁放入锅中,注入清水煎煮10分钟即可。每日饮用1次。

功效:利水降压。适宜于高血压患者饮用。

◈ **菠菜猪血降压汤**

用料:新鲜猪血500克,菠菜250克,鱼腥草50克,猪骨汤500毫升,香油50毫升,食盐、胡椒粉、姜末、鸡精各适量。

制法:

① 菠菜留根去须,择洗干净;鱼腥草拣除杂质后洗净。把新鲜猪血放在盆中,掺入生油和适量食盐,连盆放在沸水中,使猪血凝固成块,再将其切成小块。

② 锅置火上,倒入猪骨汤,放入猪血块、姜末,汤沸后,将菠菜先入其根部,后入其叶及鱼腥草,待断生时放入香油、胡椒粉、鸡精、食盐调味即可。

功效:养肝生血。适用于肝肾阴虚、精血不足型高血压病。

◈ 双耳汤

用料：白木耳、黑木耳各 10 克，冰糖 30 克。

制法：将黑、白木耳用温水浸泡一段时间后，去掉杂质，洗净，放入碗中，加适量冰糖和水，上蒸笼中蒸 1 小时左右，待木耳熟透后即可食用。

功效：滋阴润肺，补肾健脑。适用于肾阴虚、高血压、血管硬化等症。

◈ 鲫鱼茼蒿汤

用料：茼蒿 500 克，鲫鱼 1 条（200 克左右），陈皮 15 克，食盐、植物油各适量。

制法：

① 将茼蒿洗净沥干，切成段；陈皮洗净，用温水浸软；将鲫鱼从腹部剖开，去脏去鳞，清洗干净，控干水分。

② 锅置火上，倒入植物油烧热，放入鲫鱼炸至五成熟，盛入盘中待用。

③ 将陈皮煮熟，下入茼蒿和鲫鱼，用中火煲 10 分钟左右，再改用文火煲 1 小时，下入食盐调味，鱼熟后即可食用。

功效：清热解毒，有降压、降低胆固醇的功效，适宜高血压患者食用。

◈ 藕节麦叶鸡蛋汤

用料：荞麦叶 50 克，藕节 10 个，鸡蛋 3 个，猪骨汤 500 毫升，食盐、鸡精、葱白各适量。

制法：

① 将藕节与荞麦叶分别洗净；鸡蛋打入碗中搅匀待用。

②将猪骨汤和藕节放入砂锅中，用武火煮沸10分钟，然后将备好的鸡蛋淋入砂锅内，再改用文火慢煮15分钟，加入荞麦叶、鸡精、食盐、葱白即可。

功效：健脾养胃，凉血止血，清热生津。适用于高血压病、眼底出血症。

各类调养药膳

◉ 天麻半夏炖鸡肉

用料：鸡肉500克，黑木耳50克，天麻30克，半夏15克，白术15克，陈皮5克，清汤100毫升，植物油50毫升，料酒、食盐、姜片、蒜泥、酱油、鸡精各适量。

制法：

①将天麻、半夏、白术、陈皮包入小纱布袋内并扎紧袋口，分两次煎取浓汁200毫升备用。鸡肉切成小块，盛入盘中，加入少许料酒、食盐并拌匀，稍腌片刻。

②锅置火上，注入植物油，用武火烧至七成热，倒入鸡块炒至半熟，加入木耳稍炒，再放入生姜、蒜泥、浓汁、酱油和清汤，用文火慢焖至香熟，放入鸡精调味即可。

功效：清湿化痰，提神醒脑。适用于由痰湿中阻导致的高血压病。

◉ 枸杞子炒虾仁

用料：枸杞子15克，虾仁200克、葱花、姜末、鸡精、黄酒各适量。

制法：

① 枸杞子洗净，用温水浸泡，备用；虾仁冲洗干净，滤干。

② 锅置火上，倒入植物油烧至七成热，放入枸杞子与虾仁，加黄酒、葱花、姜末，反复翻炒，待虾仁炒熟后，放入精盐、鸡精各少许，略炒即可。

功效：补阴壮阳，滋养降压。适用于阴阳两虚型高血压患者。

◈ **枸杞桃仁炒鸡丁**

用料：仔鸡脯肉 300 克，核桃仁 100 克，枸杞子 50 克，鸡蛋清 3 个，混合油 80 毫升，湿淀粉、香油、鸡汤、葱白、姜末、蒜泥、食盐、鸡精、白砂糖、胡椒粉各适量。

制法：

① 枸杞子洗净晾干；核桃仁用沸水浸泡后去皮；鸡脯肉切成 1 厘米见方的丁。将湿淀粉、香油、鸡汤、食盐、鸡精、白砂糖、胡椒粉、鸡蛋清调兑成汁。

② 将核桃仁用五成热的温油炸透，加入枸杞子后出锅控油。将混合油倒进锅里，烧至五成热，放入鸡肉丁，滑炒至变色后，捞出沥油。

③ 锅中注油，把姜、蒜入锅略煸后放入炒过的鸡肉丁，并倒入已兑好的汁，迅速翻炒片刻，投入核桃仁和枸杞子，炒匀后即可出锅。

功效：滋肝养肾，益精明目。适用于肝肾阴虚、肾精不足和阴阳两虚型高血压病。

◈ **天麻鱼头**

用料：花鲢鱼头 1 个 (带一段鱼肉，重 600 克左右)，天麻 5 克，瘦肉、冬笋、熟火腿、水发口蘑、水发海米、菜心、鸡汤、香菜段、葱丝、芝麻、碘盐、料酒、鸡精、米醋、白胡椒面、姜、色拉油各适量。

制法：

① 将天麻用水刷净，切成薄片，用白酒浸泡后过滤，取天麻酒液 20 毫升，浸泡后的天麻片备用；将鱼头去腮洗净；瘦肉、冬笋、火腿都切成片；把姜拍松。

② 锅置火上，注入色拉油，烧至七成熟时，将鱼头放入油中稍炸，捞出控油。往炒锅中再放少许油，烧至五成热时，放生姜稍炸，放入瘦肉片煸炒，烹入料酒、米醋，再加入鸡汤、芝麻、碘盐、鸡精、胡椒面，调好口味。

③ 汤烧沸后，将锅料全部倒入砂锅内，把鱼头、冬笋片、火腿片、口蘑片放入锅内。待汤烧沸后撇去浮沫，加入天麻酒液、天麻片，加盖儿，用文火炖 15 分钟。加入菜心，拣出姜片，再炖 5 分钟，端下砂锅，撒上葱丝和香菜段即成。

功效：天麻有平肝息风及祛风湿等功效；鱼头含胶质最多，含有卵磷脂及脑后垂体素，能改善记忆力。适宜于高血压患者食用。

◈ **陈皮炒兔肉**

用料：净兔肉 500 克，陈皮 25 克，葱、姜、酱油、料酒、淀粉、食盐适量。

制法：

① 将陈皮剪成较粗的颗粒，加清水用文火煎煮 30 分钟，

用洁净纱布过滤取汁,加水再煎 1 次,再过滤,将两次滤液合并成 30 克的药液。兔肉洗净,切大块,入沸水略焯,再切成小长条,入锅,加适量清水、葱段、姜片、食盐煮熟。将陈皮药液、酱油和淀粉调成汁。

② 锅置火上,加入少许花生油,加入兔肉、葱丝和料酒翻炒,倒入已兑好的汁液拌炒均匀后即可出锅。

功效:凉血解毒,补中益气。适用于高血压、动脉硬化等症。

◈ 熟地当归炖面筋

用料:水面筋 300 克,冬笋、冬菇各 100 克,熟地黄 80 克,发菜 20 克,当归 10 克,生姜、葱、食盐、鸡精、料酒、植物油各适量。

制法:

① 当归、熟地加 300 毫升清水共煎,得 150 毫升药汁(连药)。发菜泡发洗净,捞出,下入锅里,加葱、姜、料酒和水烧 10 分钟左右,再入清水中漂净,捞出控干。将水面筋、冬笋分别入沸水氽熟,捞出,待冷却后切成片。

② 锅置火上,注油烧至七成热,放入面筋炸过捞起。取炖盅 1 个,放入面筋、冬笋、冬菇、发菜,再倒入药汁,放入食盐、料酒和清水,炖 2 小时左右,放入鸡精调味即可。

功效:补肝益肾,强心利尿。适用于血虚型高血压病。

◈ 决明牡蛎

用料:石决明 30 克,牡蛎肉 150 克,料酒、葱花、姜末、精盐、鸡精各适量。

制法：

①将石决明敲碎，洗净，放入多层纱布袋中，扎紧袋口备用；牡蛎肉洗净切片，与药袋一同放入砂锅内，加入适量清水用武火煮沸。

②砂锅中兑入料酒，放葱花、姜末，改用文火煲1小时，待牡蛎肉熟烂后取出药袋，撒入精盐和鸡精各少许，调匀即成。

功效：平肝潜阳，降火降压。适用于阴虚阳亢型高血压患者。

◈ **参归猪蹄筋**

用料：猪蹄筋200克，党参40克，当归15克，熟花生油50毫升，大蒜头3个，红枣10颗，清汤、精盐、酱油、鸡精各适量。

制法：将新鲜猪蹄筋切断，放入清汤锅内，用武火炖至半熟；红枣去核。党参、当归、红枣洗净；大蒜头去掉外表粗皮，连同党参、当归、红枣一起放入猪蹄筋锅内，用文火慢炖1小时，拣出当归，将花生油、精盐、酱油、鸡精调入，煮5分钟即可。

功效：本菜补而不滞，具有通血脉、强筋骨的作用，适宜于高血压、脑卒中等患者食用。

◈ **三药羊肉羹**

用料：山羊肉250克，当归、黄芪、党参各25克，姜、食盐各适量。

制法：

① 将当归、黄芪、党参用纱布袋包扎。

② 羊肉洗净切块，与药包一起放入砂锅中，加水炖煮至肉烂时，加姜和食盐调味即可。

功效：补气养血，滋养肝胃。适用于气血亏虚型Ⅱ期高血压病。

◈ 杜仲腰花

用料：猪腰子 250 克，杜仲、肉苁蓉各 12 克，料酒 25 毫升，葱、姜、大蒜、酱油、食盐、鸡精、白糖、花椒、水豆粉、猪油、菜油各少许。

制法：

① 将猪腰从中间剖为两半，割去腰筋膜后，切成腰花；将杜仲、肉苁蓉加 100 毫升水煎成浓汁液，除去药渣；姜切片、葱切段。

② 锅置火上，加少许食用油，烧热，把葱、姜放入油锅里炸香，再放入猪腰花略炒，加入药液和其他各种调料，翻炒至熟即可。

功效：可补肝肾、降血压，适用于肾虚腰痛、老年耳聋、高血压等症。

◈ 夏枯草煲猪肉

用料：猪瘦肉 50 克，夏枯草 20 克。

制法：猪瘦肉洗净，切成薄片；将夏枯草去掉杂质洗净。两者入锅用文火煲汤即可。

功效：清热解毒，活血降压。适用于高血压病。

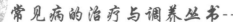

◈ 附子炖乌龟

用料：乌龟 1 只（约 800 克），花生油 60 毫升，附子 30 克，陈皮 10 克，葱白、姜片、胡椒粉、黄酒、陈醋、清汤、酱油、精盐、鸡精各适量。

制法：

① 附子、陈皮洗净后，加适量清水用文火慢煮 1 小时，用洁净纱布取药汁 100 毫升。将乌龟宰杀，去掉内杂，用热水浸泡，除去外表粗皮，用清洁球将龟背裙边擦洗成白色，然后将乌龟剁成块状，放入黄酒、陈醋稍腌。

② 锅置火上，注油烧至七成热时放入姜片、龟肉炒至有香味，放入盐、酱油、胡椒粉、清汤，用武火炖至龟肉熟烂，再倒入药汁、胡椒粉、葱白段、鸡精，焖至收汁即可。

功效：滋养阴阳，填补精血。适用于阴阳两虚、虚阳上亢的高血压症。

◈ 枸杞炒猪肝

用料：猪肝 200 克，枸杞子 30 克，植物油 60 毫升，葱花、黄酒、精盐、酱油、鸡精各适量。

制法：

① 枸杞子洗净并用水泡软；猪肝洗净切薄片，加入少许黄酒、精盐、酱油拌匀备用。

② 锅置火上，注油，用文火加热，下入葱花和枸杞子，再下入猪肝同炒，待猪肝变色，加鸡精调味即可出锅。

功效：清肝明目，滋阴补肾。适用于肝阳上亢型高血压。

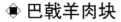

◉ **巴戟羊肉块**

用料：羊肉 500 克，巴戟 30 克，肉苁蓉 30 克，清汤 800 毫升，生姜 5 片，大蒜 30 克，精盐、酱油、鸡精、花椒粉各适量。

制法：巴戟、肉苁蓉洗净，用纱布袋包扎，放入盛有清汤的砂锅里。将羊肉用沸水洗去膻味，切成块状，放入砂锅中，加入生姜、大蒜，用武火煮沸后，改用文火慢煲 2 小时，取 500 毫升药汁，捞出羊肉，放入油锅略炒，加精盐、酱油、胡椒粉、鸡精等调味即可。

功效：温阳振痿，滋养肝肾。适用于高血压、脑卒中后遗症等疾病。

◆ **丹参益母焖鲫鱼**

用料：鲫鱼 200 克，芹菜 100 克，丹参 30 克，益母草 30 克，混合油（一半猪油，一半植物油）60 毫升，葱花、姜末、清汤、精盐、酱油、鸡精各适量。

制法：

① 丹参、益母草洗净，加适量清水煎取浓汁 100 毫升。芹菜去叶后洗净，切成长约 3 厘米的段。

② 鲫鱼去鳞、去内杂洗净，抹上少许精盐、酱油、黄酒，入锅内翻炸至半熟，放入芹菜、药汁、姜末、清汤，用文火慢焖至收汁，加入精盐、酱油、葱花、鸡精调味即可。

功效：活血养血，利气降压。适用于高血压病，可抑制脑血栓。

◉ **枸杞红枣焖虾仁**

用料：虾仁 200 克，枸杞子 30 克，去核红枣 10 枚，猪骨

高血压的治疗与调养

汤 300 毫升,花生油 50 毫升,葱花、姜末、鸡精、黄酒、香油、酱油、食盐各适量。

制法:

① 枸杞子、红枣洗净,用温水浸泡后,捞出沥干;虾仁洗净备用。

② 锅置火上,注油烧至七成熟,下入虾仁,加入葱花、黄酒、姜末翻炒几遍,待虾仁出香味时,加少许精盐、鸡精,再放入枸杞子、红枣、猪骨汤焖熟即可。

功效:滋补肝肾,健脾益气。适用于阴阳两虚型高血压病。

◈ **决明五味鸡**

用料:乌鸡 1 只(1000 克左右),决明子 12 克,五味子 10 克,葱 10 克,姜 5 克,食盐 5 克。

制法:

① 决明子、五味子洗净;乌鸡去毛去杂,洗净;葱洗好后捆成束;把姜拍松。

② 将盐抹在鸡身上,把姜、决明子、五味子一同放入鸡腹内,再将其放入炖锅内,加清水 1500 毫升,武火将锅烧沸,再用文火炖煮 1 个小时即可。

功效:降血压、补气血。适用于阴阳两虚型高血压病。

◈ **党参鸭**

用料:洋鸭 1 只,党参 20 克,红枣 6 个,料酒 15 毫升,葱 15 克,姜 10 克,精盐 4 克,鸡精 3 克,胡椒粉 2 克。

制法:

① 党参洗净,切段;将洋鸭宰杀后去毛、爪及内脏;红枣

洗净,去核;葱切段,姜拍松。

② 将洋鸭、葱、姜、红枣、党参、料酒一同放入锅内,加水3000毫升,放在武火上烧沸,撇去浮沫,再改用文火炖半小时左右,放入盐、鸡精、胡椒粉调味即可。

功效:补血益气,温补肾阳。适用于高血压病。

各类调养茶饮

◆ 八仙茶

用料:大米、黄粟米、黄豆、赤小豆、绿豆、茶末各500克,净芝麻300克,净小茴香100克,净花椒50克,泡干姜30克,炒盐20克,麦面适量。

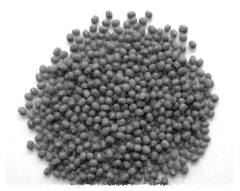

制法:

① 将上述原料(除麦面)一起研成细末,加麦面一起炒熟,晾凉后存入瓷罐中。

② 用时取适量粉末沸水冲服即可。

功效:补气养血,益精悦颜。适宜于气血不足型高血压患者饮用。

◆ 菊槐茶

用料:龙胆草10克,菊花6克,槐花6克,绿茶6克。

制法:将菊花、槐花、绿茶、龙胆草放入砂壶,冲入沸水,

10 分钟左右即可饮用。

功效：滋肝明目，养阴润燥。适用于高血压病以及头痛目赤、耳鸣眩晕等症。

◈ 杏仁茶

用料：杏仁 140 克，柠檬汁 20 毫升，薄荷糖浆 10 克。

制法：冲兑沸水饮用即可。

功效：清热利咽，生津止渴。适用于高血压肝阳上亢、肝火上炎型患者饮用。

◈ 萝卜饴糖饮

用料：萝卜(以红皮辣萝卜为佳)500 克，饴糖汁 200 毫升。

制法：萝卜洗净，连皮切成薄片，放入碗中，加饴糖搅拌，浸渍 24 小时。取溶成的萝卜糖水饮用。

功效：止咳化痰，和胃理气。适于高血压患者饮用。

◈ 核桃仁山楂茶

用料：核桃仁 200 克，山楂 30 克，红糖 10 克，白糖 10 克，红枣 50 克，蜂蜜 30 克。

制法：

①核桃仁洗净后放入温沸水中浸泡 30 分钟，连浸泡水一起放入家用果汁机中，快速搅打成糊浆状，盛入碗中备用。

②山楂、红枣洗净，放入砂锅，加水煎煮 3 次，每次 20 分钟，合并 3 次煎汁，倒入另一个锅中，以中火煮沸，调入红糖、白糖，拌匀后兑入核桃仁糊浆，搅匀，改用文火煨煮至沸腾，离火后稍凉，调入蜂蜜即成。

功效：益气活血，利水降压。适用于各类型高血压，对伴有冠心病、高脂血症者尤为适宜。

◈ 芝麻茶

用料：黑芝麻 30 克，绿茶 3 克。

制法：

① 把黑芝麻淘洗干净，用文火炒至有香气时盛出，研成碎末。

② 将绿茶与研碎的芝麻拌和均匀，放入沙壶中，用沸水冲泡 5 分钟左右即成。

功效：降压活血，滋肝补肾。适用于肝肾阴虚型高血压病以及精血亏虚、动脉硬化、高脂血症等患者饮用。

◈ 双耳甜茶

用料：黑木耳 15 克，银耳 15 克，冰糖 15 克，蜂蜜 15 克。

制法：将黑木耳、银耳分别用冷水泡发，去蒂后洗净，撕开放入大碗中，加适量冰糖及清水拌匀，上笼蒸 30 分钟，取出后稍稍晾凉，调入蜂蜜即可。

功效：滋阴润燥，活血降压。适用于各型高血压，对伴有动脉粥样硬化、眼底出血症者尤为适宜。

◈ 鲜奶草莓饮

用料：鲜奶 200 毫升，草莓 150 克，白糖少许。

制法：草莓洗净，放入家用榨汁机中榨汁，过滤碎渣。将鲜奶用瓷杯盛装，放入白糖搅匀，再加入榨好的草莓汁调匀即成。

功效：健脾益气，安神宁心。适用于高血压、高脂血症患者饮用。

❖ **玉米须饮**

用料：玉米须 50 克。

制法：玉米须加水煎汤，或用沸水冲泡即可。

功效：利水降压。适于高血压患者饮用。

❖ **番茄芹菜汁**

用料：番茄 200 克，芹菜 50 克，柠檬汁 20 毫升。

制法：

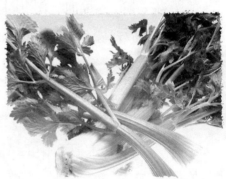

① 番茄洗净去皮，切成小丁；芹菜洗净去叶，切成小段。

② 将番茄、芹菜放入榨菜汁器中榨汁，倒入杯中，加柠檬汁调味即可。

功效：清凉平肝，健胃消食、净化血液，对的高血压有较好的疗效。

❖ **杞菊茶**

用料：枸杞子 20 克，菊花 5 克。

制法：将枸杞子、菊花分别拣去杂质，一同放入杯中，用沸水冲泡，加盖儿闷 15 分钟。

功效：滋补肝肾，平肝明目。适用于各型高血压，对阴虚阳亢型高血压尤为适宜。

◈ **胖大海桑叶饮**

用料：胖大海 1 个,冬桑叶 10 克。

制法：将冬桑叶切成丝状,加水煮开,加入胖大海,泡发后即可。

功效：有利咽止咳、降脂降压降糖的功效,适用于慢性咽喉炎、慢性支气管炎、咳嗽咳痰、高血压、高脂血症、糖尿病等患者饮用。

◈ **柿叶蜜茶**

用料：干柿叶末 10 克 (鲜品需 20 克),蜂蜜 5 克。

制法：将干柿叶末放入杯中,用沸水冲泡,加盖儿闷 10 分钟。将柿叶茶倒入另一杯中,加蜂蜜少许,搅匀后即可饮服。

功效：平肝凉血,清火降压。适用于肝火上炎、肝阳上亢型高血压患者食用。

◈ **白茅根茶**

用料：干白茅根 250 克 (鲜品 500 克),白糖适量。

制法：将白茅根剪去根须,洗净切碎,放入砂锅内,加水 4 碗及适量白糖,煎成 2 碗浓液即成。

功效：清热止渴,利水消肿,凉血止血,降低血压。适宜于高血压患者食用,也可用于急性肾炎水肿、急性传染性肝炎者。

◈ **菊花枸杞酒**

用料：菊花 60 克,枸杞子 60 克,黄酒、蜂蜜各适量。

制法:将菊花、枸杞子加适量黄酒,浸泡2~3周,去渣取汁,调入适量蜂蜜即可。

功效:滋阴潜阳,平肝息风。适宜于阴虚阳亢型高血压患者饮用。

◈ 黄精首乌杞子酒

用料:黄精50克,首乌30克,枸杞子30克,米酒1000毫升。

制法:将3味药材洗净,控干水分,浸泡于米酒中,密封置于阴凉处。7日后即可饮用。

功效:滋补肝肾。适宜于肝肾阴虚、夜尿频多、足部发凉的高血压患者饮用。

◈ 苏子酒

用料:紫苏子200克,白酒1000毫升。

制法:将紫苏子炒香,研成细末,浸泡在酒中,盖严后放在阴凉处,15天后即可饮用。

功效:消痰下气,顺肺止咳。适用于慢性支气管炎,咳嗽咳痰、高血压等症。

◈ 地骨皮酒

用料:甘菊花、生地黄、地骨皮各15克,糯米100克,酒曲适量。

制法:将甘菊花、生地黄、地骨皮捣碎,加水2000毫升,煎取1000毫升药液,再放入糯米煮成饭,待冷却后拌入酒曲,置洁净容器内封酿,待酒液澄清后即可饮用。

功效：滋阴降火，清热平肝。适宜于阴虚阳亢型高血压患者服用。

◈ 复方女贞子酒

用料：女贞子 250 克，女贞皮 100 克，鸡血藤 100 克，何首乌 100 克，白酒 2000 毫升。

制法：将以上药材研为较粗的颗粒，放入洁净的容器中，倒入白酒浸泡密封，7 日后开启，过滤去渣即可饮用。

功效：补益肝肾，养血降脂。适宜于高血脂患者饮用。

◈ 龙井菊花茶

用料：杭菊花 10 克，龙井茶（乌龙茶亦可）3 克。

制法：将两者用沸水泡茶饮用。

功效：清热提神。适用于各型高血压病。

◈ 冰糖酸醋饮

用料：冰糖 500 克，食醋 100 毫升。

制法：把冰糖放进食醋中溶化，每日 3 餐后饮服，每次 10 毫升。

功效：消食健胃，补中益气。适用于阴虚和血脉瘀滞型高血压。

◈ 鹌蛋牛奶饮

用料：牛奶 1 杯，鹌鹑蛋 5 个，白糖少许。

制法：用武火将牛奶煮沸，再将鹌鹑蛋逐个打入，煮至蛋熟，再放入白糖，拌匀即可。

功效：利水除湿，补益脾肾，降低血压。适用于高血压患者。

◈ 竹酒

用料：嫩竹 120 克，白酒 1000 毫升。

制法一：将嫩竹切成片状或碎屑状，与白酒一起放入洁净容器中，密封 12 日，其间搅拌两次。

制法二：锯取保留两个竹节的嫩竹，在一端竹节上开一个小孔，注入白酒，用塞子塞紧小孔，防止酒液外渗，在室温下静置 15 日即成。

功效：清热利窍，降低血压。适用于高血压患者饮用。